JN047519

推薦の言葉

北原大翔 氏

チームWADA代表
本物の外科医YouTuber
シカゴ大学心臓外科

誰よりも優れた外科医になりたい。
そんな漠然とした理想を現実化させうる本。
これを読んで胸を熱くしない外科医はいない。

田尻達郎 氏

九州大学大学院医学研究院小児外科学分野教授

プロフェッショナルの外科医になるための心得と方法は、
すべての職種で一流になるためのそれと、
驚くほど共通のものである。

菅谷啓之 氏

東京スポーツ&整形外科クリニック院長
医療法人社団TSOC理事長

自らの経験に照らし合わせても、
ひとつひとつが納得できる至高の書。
グリットとレジリエンス：一番大切です。

町　淳二 氏

ハワイ大学医学部外科教授・国際医療医学オフィス部長

　医師は6つの能力を修得しそれらを継続維持する必要があります。6つの能力とは、(1) 患者のケア（手技も含む）、(2) 医療知識、(3) 実践に基づいた学習と自己改善、(4) 対人関係とコミュニケーションスキル、(5) プロフェッショナリズム、(6) システムに基づいた臨床実践能力です。外科医や侵襲的な治療を行う医師にとって、これらの能力のなかの「手技SKILL」は患者の予後・生死に直接的に関わる重要因子となります。

　SKILL修得と維持は各医師が自分に合ったあるいは自分で見つけた方法で行っていることが多いのではないでしょうか。ただそれだけでは不十分、不確実、低コストパフォーマンス、もしかすると間違ったSKILLにもなりかねません。

そこでシステマティックにサステイナブルに効率よくSKILLを自分のものにする方法が望まれますが、本書「SKILL」はその答えと信じます。SKILL修得と向上のためのコツ・パールが分かりやすくまとめられ、今日からでも実践可能です。

　また本書のSKILLは、医師の6つの能力のうちの対人関係とコミュニケーションスキル、システムに基づいたチームワークスキルなどにも応用できる内容が含まれています。さらに、教育者そして患者市民への啓発者としてのSKILLにも役立つはずです。

　本書「SKILL」を日本の若者、さらに外科医やインターベンションの最前線におられる医師らに是非ともシェアしたい、そしてそれを通して患者にベストな医療を提供してほしいとの思いで本書を訳された宮田真先生に敬意を表します。

　本書を一人でも多くの方々が読まれ、SKILL修得の手段を理解された読者の皆さんがそれを一歩一歩実践されることを祈念いたします。

訳者の言葉

　クリストファー・アーマッド先生はニューヨーク在住の整形外科医で、ニューヨーク・ヤンキース、ニューヨーク・フットボールクラブのチームドクター長です。僕が彼の著書"SKILL"に出会ったのは、カナダ・モントリオールで小児外科フェローをしていた2018年のことでした。日本で5年、アメリカで10年外科研修医・外科医として働いたのちに、日本語でも英語でもないフランス語で、多忙な小児外科の臨床をするというのは、いかに語学学習が大好きといってもなかなか無茶な挑戦でした。初めのうちは、1日の勤務の最後には頭がフランス語でパンクしそうになり、手術記録を電話で録音するディクテーションでは、「このたどたどしいフランス語を辛抱強く聞きながら文字に起こすはめになるトランスクリプショニストの人がいる」と、その人の顔を想像すると（申し訳ないという気持ちと同時に）どうにも笑いが止まらなくなってしまっていたのを覚えています。結局、録音の一時停止ボタンを押しては深呼吸をして笑いを抑えたところでまた録音するという作業を何度か繰り返し、一つの手術記録を録音し終えたのでした。

　僕がそこまでして小児外科に挑戦しようと思ったのも、快適な日本を出てアメリカで外科をしようと思ったのも、自分が凡人の域を抜きんでた「何者か」になりたかったということが根底にあったはずです。"SKILL"を初めて手に取り読んだときは、これまで自分が日米で出会ってきた「抜きんでた人たち」の哲学が見事に言語化され、散りばめられているように思いました。アーマッド先生はアメリカ人ですが、そのメンタリティは日本で言う「匠」を思わせるものであり、アメリカ人でかくも職人気質な外科医もいるものかと驚きました。同時に、逆に言えば彼のような考え方は間違いなく日本人にも受け入れやすいものだと確信もしました。「抜きんでた人たち」になるエッセンスを読みやすい形でまとめたこの本を、同じような志をもつ多くの日本人医師・研修医・医学生、ひいては一芸に秀でようとするあらゆる分野の人たちに広めたいと、翻訳を決意した次第です。

本書の内容は、人によっては目新しく、目からうろこが落ちるようなものもあるかもしれません（あってほしいと思います）。一方、ある程度その道を極めつつある人であれば、すでに日常やっていることで「当たり前」と思うことも多いでしょう。その場合でも、これまでの考え方・取り組み方が間違っていなかったという確認作業を通じて、本書が役立ってくれることを信じています。僕自身も、"SKILL"を読みながら「そう言えば自分これやってたわ」と、「これまで誰に教えられたわけでもなかったけどなんとなく良さそうだからやっていた」という箇所にいくつも気付きました。なんとなくやっていたことも改めて言語化されたことで、これからも続けていこうと思えました。

　例えば、僕は中学生のころから毎日NHKのラジオ英語を聞いていました。これだけであれば多くの人がやっていると思うのですが、僕はその日の放送が終わった後に、その日のキーフレーズや特に言いにくい一節を選んで、「1回も詰まることなく10回続けて言えるまで言い続けるチャレンジ」という遊びを自分に課していました。10回言えたら20回、ときには100回を超えることもありました。そして家族にうるさがられたのは良い思い出です。このチャレンジは、誰に教わったものでも誰かにやれと言われてやったものでもありませんが、本書に何度も登場する「スイートスポット」、「背伸びする（リーチする）」という概念そのものなのです。自分が言いにくいと感じる一節を探す行為はまさに「スイートスポット」を探す行為であり、1回も詰まらずに10回続けて言う行為は、スイートスポットのなかで「背伸びする」という、理にかなった練習法だったのです。

　我々が日々行う手術や手術の練習にも、まったく同じ原理を当てはめることができます。この本はそういった原理の宝庫です。当セントルイス大学小児外科に回ってくる外科シニアレジデントには必ずこの"SKILL"をプレゼントしていますし、自分もこの本を何度も読み返しています。

　本書を手に取っていただいた皆さんも、一読と言わず定期的に繰り返し読んでいただきたいです。そして一緒に、よりよいパフォーマー（外科医）、よりよい教育者・

コーチ、よりよい人間を目指していきましょう。きっとその先には、凡人の域を出た「何者か」になった自分が待っていることでしょう。

　本書の執筆・制作にあたり、全面的なサポートをくださったメジカルビュー社加賀智子さん、整形外科用語・アメフト用語の校正に力を貸してくれた須賀紀文先生、時々ハッとするようなアドバイスをくれた妻に感謝の意を表します。

2023 年 2 月
セントルイス大学小児外科
宮田　真

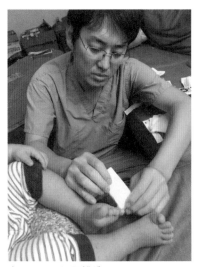

息子の足の切開排膿。
家でもエクセレンスを目指す。

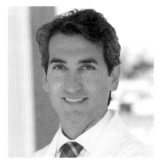

原著者

Christopher S. Ahmad
ニューヨーク・ヤンキース チームドクター長。
メジャーリーグ野球チーム医師協会メンバー
コロンビア大学整形外科教授
肘、膝、スポーツ医学に関する 100 以上の論文や原稿を執筆し、
国内外で 100 以上の講演を行う。スポーツ医学の分野における優
れた研究で多くの賞を受賞。
トミー・ジョン手術が必要となる肘外傷の多発に対処する、メジャー
リーグの研究委員会にも参加。
松井秀喜氏をはじめ、多くの日本人メジャーリーガーの診療にも携
わる。

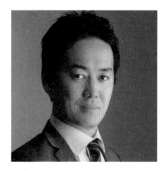

訳者

宮田　真
米国ミズーリ州セントルイス大学・カーディナル・グレノン小児病院
小児外科医。
同院 小児外科フェローシッププログラムディレクター。
米国一般外科・外科集中治療・小児外科専門医。
2003 年岡山大学医学部卒。日本で 5 年の研修を経て 2008 年に
渡米。

一流の外科医の「SKILL」とは?

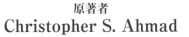

原著者
Christopher S. Ahmad ×

訳者
宮田 真

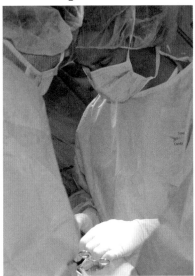
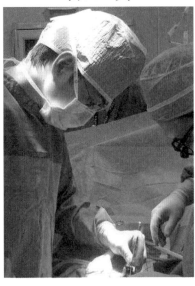

「米国で小児外科医として活躍する」、その夢を支えた本は『SKILL』

宮田　僕が先生の著書「SKILL」に出会ったのは、カナダのモントリオールで小児外科フェローをしていたときでした。僕のキャリアのなかで最も過酷で、圧倒的に困難で、フランス語に苦労しながらのトレーニングでした。小児外科医になるためにやっとの思いでこのプログラムに入り、手術が圧倒的にうまい人はどう考えてどう練習しているのか、自分の考え方・取り組み方は正しいのか日々考えていました。そんなとき、オンラインの書店を見ていたらこの本が目に飛び込んできて、即座に購入を決めました。読み始めてすぐに大ファンになり、一晩に1章ずつ読み、今でも時折読み返します。先生の哲学は日本の外科医のメンタリティーにとても近いと感じま

す。日本の外科医の多くがこの本を気に入ると確信しています。

アーマッド 嬉しい言葉をありがとう。18歳の息子が高校で日本語を学んでいるので、息子が高校を卒業したら日本に連れて行って、愛着のある日本文化を楽しんでもらいたいです。私の専門はスポーツ医学で、特に野球です。多くの才能ある日本人野球選手と交流してきました。野球は米国と日本では国民的スポーツですよね。

いかに優れるか、いかに上達するか

宮田 手術技術にいかに優れるか、手術技術はどう培われるべきかについて、本を書こうと思ったきっかけは何だったのでしょうか?

アーマッド 私の経歴からそのきっかけをお話しします。私はニューヨーク州南東部のロングアイランドに住むサッカー少年でした。毎日熱心にプレーしていましたが、近所のグループでは最年少で身長も低く、フィジカルも弱くて一番下手で、いつも悔しい思いをしていました。しかし、個人練習により、自分の未熟な部分を補う技術が身につくのだと気がつきました。シュートなどのボールを扱う技術は、誰かとプレーするよりも、個人練習が有効だったのです。プロサッカー選手になることは叶わないと思っていましたが、自分のできる限界まで上達したいと思っていました。幸運にも、オリンピックの育成チームでプレーできましたし、当時全米でトップクラスだったコロンビア大学のチームにもスカウトされました。

もう一つ、私は物作りにも興味がありました。冬のニューヨークは極寒でサッカーがあまりできないので、その間は模型飛行機を作っていました。メスのようなエグザクトナイフでバルサ材を切り出し、接着して組み立てるという作業を通して、手先

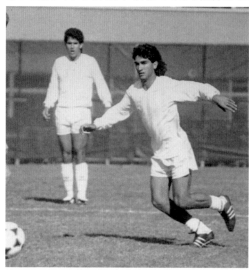

サッカー少年だったころのアーマッド医師。

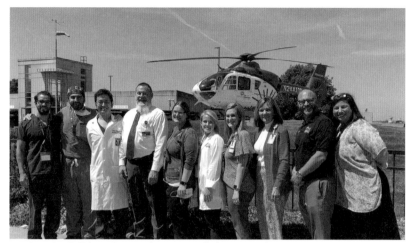

セントルイス大学カーディナルグレノン小児病院小児外科部門のスタッフたち
（左から3番目が宮田医師）。

が器用になっていきました。飛行機を作って飛ばし、不完全な部分がどこかを考え
ては作り直し、墜落してはまた作り直すことで、私のスキルは向上していきました。
ほかにも、私の母は画家で、マクラメという手芸もしていましたので、私もたくさん
やりました。なぜこのような話をするかというと、私は幼いころから切ったり結び目
を作ったり、自分の仕事の質を常に省みて改善し再び挑戦するという、外科医にな
るための土台となることをやっていたということです。

このような子ども時代を経て、大学ではサッカーをしながら、機械工学を学びまし
た。機械工学は、スポーツ医学の専門医としてスタートしたときも、ヤンキースの
チームドクターになったときも、非常に役に立ちました。肘の靭帯がなぜ切れてしま
うのか、どうすれば手術がうまくいくのかはスポーツ医学では悩ましいところですが、
私はこの手術が得意で、この問題の研究も得意です。

医学部時代は解剖学に魅了されました。献体解剖の際は、上肢に関してはほかの学
生の献体まで解剖して、みんなが生理学の勉強をしているときも朝の2時まで没頭し
ていました。それで親指の指神経が麻痺して2カ月ほどしびれてしまったこともありま
したが、メスや注射器、鉗子、剪刀など器具の扱いが上達しました。

「機械工学で培った技術をもち、スポーツ医学の医師として身体の仕組みを知り尽く
し、アスリートの力になり続ける」、そのためには手術技術の向上という一点に目標

が絞られました。ヤンキースのチームドクターになると、一流のアスリートたちが野球というスポーツにどう取り組んでいるのかを目の当たりにするようになりました。また、自分のサッカー選手としての経歴を生かし、手術技術向上にどう取り組むべきか、「成長する原則」をますます突き詰めて考えるようになりました。さらに、息子がチェスを習い始めました。また、手順を踏んで作り上げる技術である料理も好きでした。一流のシェフと友達になったり、近所の寿司屋のバーカウンターに座ってシェフを観察し、どうやって上手になったのか質問したりしました。それから、私はギターを弾きます。ミュージシャンの友人たちを見ていると、共通する「成長する原則」があるとわかりました。私はどうすれば手術がもっとうまくなるのかメモをとるようになりました。そして、スポーツ選手や音楽家、チェスプレーヤーなどが、どのような練習方法で上達しているのかをまとめるようになりました。まとめた後は何人かに共有して、フィードバックをもらいました。多くの人が「みんなの役に立つように本にするべきだ」と言ってくれ、そのうちの一人が、義理の兄であるケネス・シュービン・スタインでした。彼は私に『Talent Code』の著者であるダニエル・コイルを紹介してくれました。彼は能力開発について書き、クリーブランド・インディアンスなど、野球チームのコンサルタントも務めています。彼も執筆を勧めてくれ、本書が出版されてから、もうすぐ10年です。

宮田 素晴らしい話です。僕もダニエル・コイルの『The Little Book of Talent』を読みました。成長には共通の原則があり、何をやらせてもうまくいく人はこの原則を知っているのですね。先生の本には、特に外科医にとって重要な成長の原則のキーポイントが、非常に簡潔な形で詰まっています。

頭の中で思い描くことが、技術を格段に向上させる

宮田 先生がハードスキルの維持のために日常的に行うことはありますか？

アーマッド とてもいい質問ですね。個人の技術向上には、単に物理的な練習をするよりも、視覚的な練習（ビジュアライゼーション）だと、この本で強調しました。私が研修医のころは動画などのツールがありませんでした。目を閉じて解剖学的、立体的に考えて、頭の中で手術のリハーサルを何度も繰り返すことで、技術が格段に向上しました。警察や軍隊の危険な活動の訓練でも視覚化は役立ちますし、アス

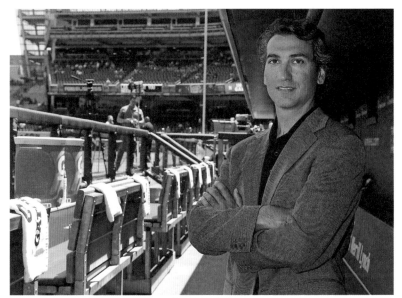

ヤンキーススタジアムにて（アーマッド医師）

リートはみんなイメージトレーニングをします。ヤンキースのピッチャーは、試合前になると目を閉じて相手チームの打順を思い浮かべ、どのバッターにどの球種を投げるのかを確認します。目を閉じて手術をイメージできること自体がスキルです。精神的にも疲れます。また、スキルラボでの時間も大事です。時間があれば今でもラボに入りますし、実際の手術では決して行わないような、少し変わったことをします。例えば、肘のすべての神経を細心の注意を払って解剖します。軟部組織の取り扱いに習熟し、神経の解剖学的構造を理解することは、神経の温存とリスク管理を重視する肘関節外科医として非常に重要なことの1つだからです。

宮田　僕も大きな手術の前はビジュアライゼーションを必ず行います。本書ではスキーに例えていましたね。スロープを下るときの障害物、不測の事態や突然の出血といったあらゆる可能性を考え、スロープの下に着いたら、リフトに乗って頂上まで登り、また違った障害物を想定するというプロセスを繰り返す、素晴らしい例えです。

「書き出す」ことの絶大な効果

宮田　本書では「ノートを書く」ことの重要性が書かれていました。手術の技術だ

けでなく、患者へのアプローチや、悪い知らせをどう伝えるかも書いていくとありました。具体的にはどのように行っているのですか？

アーマッド 「書き出す」ことは大変なパワーを要します。自分に批判的になれますし、その内容を頭に強く定着させることができます。研修医時代、手術が終わると、次にその手術をするときは自分一人ですべてに責任をもつつもりで、患者の体位からドレーピング、ランドマーク、皮膚切開の仕方など、できるだけ詳細に書き留めました。絵を描くこともパワーのいることで、どこに何を置き、どう行ったかを描くことは頭の体操になります。私はすべての器具や手順を頭に刻み込んでいたので、同じ手術を同じ指導医と行ったときは「君がこの手術にこんなに慣れているなんて信じられない」と言われたものです。これは「書き出す」ことの効果です。

トミー・ジョン手術を始めたときのノートが手元にあります（写真）。中学生のころに日記を書いていたのと同じ、大理石柄のノートです。グラフトをどの方向にどう渡すかといったニュアンスもすべて書き込んでいます。手術を40回、50回見ないと熟練できない研修医もいますが、私は詳細に書き出すことで、1回見ただけでも「これなら行ける」と思えました。キャリアを積むほど合併症の発生率が下がるという研究結果があります。合併症を減らすにも「書き出す」プロセスは非常に強力です。最近、ロサンゼルス・エンゼルスに長年尽力してこられた故ルイス・ヨーカム医師にちなんだ名誉講演を、球団医師会でするように言われ、この講演でもこのノートを供覧しました。彼はトミー・ジョン手術のやり方をフランク・ジョーブ医師とともに私に教えてくれました。傷だらけで、おそらく私にしか理解できないようなものが描かれていますが、見ていただくのは楽しいと思います。

新しい手技やデバイスを見たら、今でもノートを取ります。最近はパソコンを使いますので、いつでも見られ、書き加えられます。口述録音もします。ヤンキースタジアムから車で帰宅するとき、選手に悪い知らせをどのように伝えたか、どう改善すべきかを自分自身に話し、聴くことで反省します。

宮田 先生はEvernoteやOneNoteを使っていますか？

アーマッド Evernoteはまだ使いこなせていません。休暇を取るときはいつも、その間に新しいスキルを身につけることにしています。休暇を利用して毎日ヨガをしたこともありますし、印象派の画家とスタイルの描き方を学んだこともあります。いつ

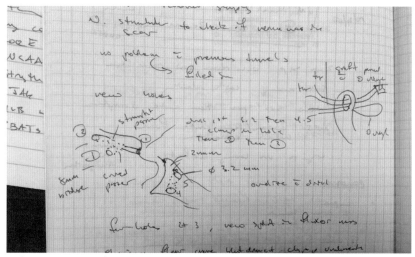

手書きの手術ノート（アーマッド医師）

か休暇中にEvernoteを学びたいと思っています。

宮田　Evernoteはお勧めです。日本の外科医は絵を描くのが得意な人が多く、手術記録にもイラストを多く入れますので、先生のノートにも関心があると思います。

手術手技カンファレンスで
手術の細かなニュアンスを検討する

宮田　本書では「手術手技カンファレンス」について書かれています。具体的にどのようにカンファレンスを行っているのか、教えていただけますか？

アーマッド　外科医は手術中にしていることをリアルタイムで説明できますが、アスリートやシェフを見ていると、それは本来とても難しいことなのだとわかります。例えば、野球のバッターがスイングの最中に「速いボールが見えたから、それに対してスイングをするんだ」と心のなかで説明しなければならないとしたら、ヒット率が下がるという研究結果が出ています。人間の左脳は言語的で、右脳は「フロー状態」で創造的です。フロー状態で手術をしているときは、手術がフィーリングでうまくできるという「ゾーン」に入っています。喋ってしまうとフローが乱れますが、手術中に研修医に説明せず、終わった後に「面白いことが起こったのを見た？」と聞いても、彼らは知らないし見ていなかったと言います。そこで手術を録画して一緒に

確認するようになりました。「今、重大なことが起こっているよ。4分後には術野展開が問題になってくるのがわかる?」などと指摘します。研修医は手術中にわからなかったこともわかるようになり、多くのことを学ぶようになりました。

現在カンファレンスにはさまざまな人が一室に集まり、研修医が手術の様子を説明します。手術の各ステップで重要なポイントになると、「もし今、出血が起こったらどう対処する?」「もし術野展開が不十分で、上腕二頭筋遠位の修復で橈骨の後面が見えなかったらどうする?」と質問します。**「もし……なら」のシナリオや起こりうる事態を想定しておくことで、一定の反復性が生まれ、より多くのことを経験したという自信につながります。**「合併症について知れば、それを回避する方法もわかる」と私は強く信じています。上腕二頭筋遠位の橈骨神経麻痺を避けようと強く思えば、その合併症の発生は少なくなります。このカンファレンスはマラソンのように大変なので研修医は嫌がりますが、研修修了後に「研修のなかで最も有益でインパクトがあったもの」には皆このカンファレンスを挙げます。

カンファレンスは私の手術日に、1件目の手術前に40〜60分かけて行われます。研修医は手術の脳内トレーニングになりますし、私自身も手術のウォーミングアップになります。外科医は適切なウォーミングアップをしない人が多すぎると感じます。ピッチャーは試合前に肩のエクササイズをし、キャッチボールをし、何球か投げてから試合に臨みます。手術のためには水分補給やエネルギー補給のための食事など、適切な準備が必要です。それは脳を働かせる準備でもあります。

宮田 僕もフェローシップのプログラムディレクターです。このような教育に重きを置いたカンファレンスを始めていきたいと思っています。研修医だけでなく指導医のエクササイズにもなりますね。動画や写真を使ってプレゼンさせるのですか?

アーマッド 毎週金曜日に、その週にやった症例を一つ取り上げ、手術動画を最初から最後まで流します。執刀医などの詳細については隠して、バイアスをできるだけなくします。鏡視下手術であれば、鏡視下の動画とともに、外側から撮った動画も流します。一つ一つのステップを順を追って説明させます。あまり意味のないところは早送りし、重要なところで止めます。患者の体位の取り方は非常に大事ですが、おろそかにされやすいところです。体位が不十分なら、残りの手術全体で雪だるま式に問題が発生します。「この体位だと25分後くらいに問題になると思うよ」とコメ

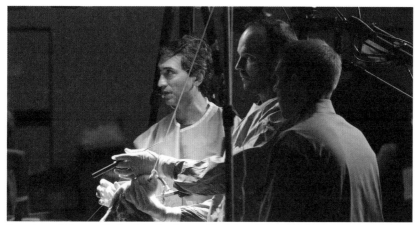

American Orthopaedic Society for Sports Medicine（米国整形外科スポーツ医学会議）で、鏡視下肩関節唇修復術をのライブ手術を行うアーマッド医師。

ントをします。**序盤でのあまり気にも留めないような小さなことが、中盤以降に大きな問題を起こすといったことを分析することは、非常にパワフルなエクササイズです。**手術では少しの過ちは許される場面もありますが、過ちの許される範囲がとても狭い場面もあり、患者の体位はその一つです。

宮田　合併症・死亡症例を議論するM&Mも大切ですが、手術の細かなニュアンスを分析する意味では、手術手技カンファレンスは非常に有用ですね。

アーマッド　ときには手術の途中で手を止めて、研修医に「今何を考えている?」と問いかけます。彼らの思考過程が、私のものとどう違うかを把握したいからです。攝子や持針器をどう扱うかといった**ハードスキルも大事ですが、それらがあるレベルに達した後は「思考」こそが最重要です。**「私の頭の中では2つの手術が同時進行している。ときには3つや4つのこともある」とよく言います。一つの手術は、尺骨神経を剥離している現在進行形のものです。もう一つの手術は「15〜20秒先」のもので、問題が発生していないかを考えています。例えば、0バイクリルの縫合糸を頼むときに、スクラブテクに「次の縫合糸は3-0バイクリルになるよ」と伝えます。次の一手を常に考えることで手術にリズムが生まれます。リズムのある外科医は、手術の流れが美しく、実際に結果もよいのです。技術の高い外科医はそうでない外科医に比べて、手や腕の動く回数が有意に少ないという研究もあります。動きに無駄がないので、同じことを繰り返す必要が少ないからです。

宮田　手術はスピードだけではないですからね。上手な外科医は無駄がなく、動き自体は緩やかだったりします。

アーマッド　私は「Slow is smooth and smooth is fast.」という言葉が大好きです。

自分よりすごい人たちのなかに身を置こう

宮田　最後に日本の医学生や研修医にメッセージをいただけますか。

アーマッド　キャリアが最高に充実するのは、毎日毎週上達していると感じられるときです。上達するには自分が尊敬し目標とする人たちの近くにいることだと思います。サッカー少年時代からずっと、自分より上の人の近くにいることが好きで、向上心のない人からは距離を置くようにしています。ですから、**「エゴはできるだけ捨てよ。部屋の中で最高の人物でいる必要はない。学び続け、自分を鼓舞し続けよ」**ということを伝えたいです。日本の読者がこの本に対するフィードバックをくださるのを楽しみにしています。私自身もまだまだ向上していきたいですから。「学び続け、自分よりすごい人たちのなかに身を置きなさい」ということですね。

宮田　とてもためになるお話でした。本日は本当にありがとうございます。

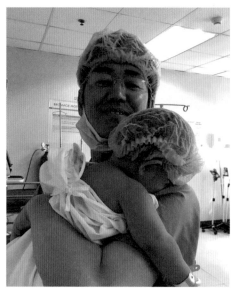

患児とともに（宮田医師）。

アーマッド　こちらこそありがとう。Shinが小児外科医になるまでのストーリーを私の家族に話しました（動画リンク*1）。私のような地位や年齢になると、誰かの話に刺激を受けることは少なくなりますが、Shinの話にはとても刺激を受けました。君は米国だけでなく、日本のレジデントやフェロー、同僚にも刺激を与え続けていくのでしょう。これから君と長い付き合いができたらいいなと思っています。

*1　動画リンク

SKILL

一流の外科医が実践する修練の法則

著 **クリストファー・S・アーマッド** ニューヨーク・ヤンキースチームドクター長

訳 **宮田 真** セントルイス大学小児外科

MEDICAL VIEW

SKILL
(ISBN 978-4-7583-0471-9 C3047)

Author : Christopher S. Ahmad
Translator : Shin Miyata

2023. 3. 30 1st ed

©MEDICAL VIEW, 2023
Printed and Bound in Japan

Medical View Co., Ltd.
2-30 Ichigaya-hommuracho, Shinjuku-ku, Tokyo 162-0845, Japan
E-mail ed@medicalview.co.jp

私にインスピレーションを与え、支えてくれたすべての人に、この本がインスピレーションを与え、支えてくれることを願っています。

　ダニエル・コイル氏の言葉に感銘を受けたことが、この本の構成、アイデア、意義となりました。

　ケネス・シュービン・スタインと議論し、人生を探求することで、私は活力を得て、集中し、緊張感を保ち続けています。

　弟のグレッグは、私の深いインスピレーションの源です。

　両親のシャフィとジュディは、私の人生を導いてくれる存在です。

　妻のベス、子どもたち、チャーリー、ソフィ、ブレイディは、毎日私を励まし、挑戦へと駆り立ててくれています。

私は天才ではない …………

SKILL

目　次 / CONTENTS

Part 1
スキルの定義 ……… 1

Part 2
スキルの向上

ディープトレーニング
——スイートスポットを見つけ、「背伸び」し、繰り返す ⋯⋯ 37

Part 3
マスターの域への到達

やる気、グリット（grit：やり抜く力）、
分析的誠実さを身につける ……… 75

Part 4
そのほかの考察 ……… 121

本書における「レジデント」「フェロー」「研修医」は、米国におけるポジションとして翻訳した。米国における「レジデント」は日本における「初期研修」の要素もあるが、学年が上がるにつれて「専修医・専攻医」に近くなってくる。研修期間は科によるが3〜5年間、長いものでは7年間の長期にわたる。レジデントが終われば独り立ちして診療することが許される。

レジデント修了後に、さらなるサブスペシャルティ取得を目指す場合は「フェロー」となり、1年〜数年のトレーニングを受ける。

「レジデント」「フェロー」を包括的に、「トレーニング中の医師」を意味する場合は「研修医」と翻訳した。

ダニエル・コイルによる前書き

　本書の著者クリストファー・アーマッド氏に初めて会ったときのことを思い出します。2013年6月、試合前のヤンキースタジアムでのことです。ベーブ・ルース、ミッキー・マントル、ジョー・ディマジオなど、伝説的な人物の写真がきらびやかに飾られたオーク造りのレストランで、私たちは出会いました。見た目からして、この伝説的なラインナップに見事に溶け込むような風格でした（一番バッターくらいでしょうか）。どう見ても10代にしか見えないのに、チームの主治医になったというのだから、あり得ないほど若く、あり得ないほど優秀で、あり得ないほど腕がいい外科医です。アーマッド医師は天才であり、別格であり、期待や理屈を超えたレベルの才能をもった人である（彼の履歴書は51ページにも及びます）という事実は明らかなように思えました。もし、アーマッド氏が突然、スーツのコートを脱いで、グローブを持って、中堅の選手として飛び出してきても、私は特に驚かなかったでしょう。

　そして、アーマッド氏の本を読みました。そのとき、彼の才能の本質が明らかになりました。アーマッド氏は最初から超一流の外科医だったわけではなく、努力で超一流になったのです。彼は、自分が治療するどのアスリートにも匹敵する創造的かつ集中的なトレーニングプロセスを通じて、ひとつひとつスキルを身につけていきました。そのスキルの1つは、トレーニングのプロセスが自分にとってどのように機能し、ほかの人にとってどのように機能するかをわかりやすく説明する能力です。

　伝統的に、医療機関における外科医のトレーニングは、自動車教習所が運転者教育に取り組むのとほぼ同じ方法で行われてきました。一連の試験に続いて、長く、ろくに監督されない実地学習期間があり、その間、上達のプロセスは学習者の自発性と「運」に大きく委ねられます。アーマッド氏が提唱するモデルは、これらとはまったく違います。現代アスリートの意識的なトレーニングに似ており、能力の限界のところまで達し、さらにその少し先まで「背伸び」して、ミスには深く注意を払うとい

う、あらゆるスキル向上の根底にあるプロセスに沿った、的を射た能動的な方法を用いています。知識の受動的な受信者になる代わりに、トレーニーは自分のスキルを能動的に構築する存在になるのです。

　昔、私は医者になることを夢見た時期がありました。医学部進学課程を専攻し、成績も良く、MCAT（アメリカ医学部の入学審査のための共通試験）も受験しましたが、結局もう一つの好きなことである「物書き」の道に転向しました。今でも時々、どうして志望を変更したか自問自答してきましたが、これが答えです——医学は崇高で神秘的で、半神半人の世界であるように思えた一方、書くことは練習してマスターすることのできる、特別で具体的なスキルのように感じ、惹きつけられたからです。しかし、この本を読んで、もし自分が医学の道を選んでいたら、どのような人生になっていただろうかと考えさせられました。アーマッド氏の文章がうまいからとか、外科医の腕がいいからとかいう理由ではなく、読んだ人なら誰でも感じるであろう、あのスリリングな感情、温かくて元気の出る感情、「自分にもできそう！」という感情を感じさせてくれるからです。

ダニエル・コイル

ニューヨークタイムズ・ベストセラー『The Talent Code』

（邦題『天才はディープ・プラクティスと１万時間の法則でつくられる』）著者

はじめに

　真に才能ある外科医のメスさばきは、まるでトム・ブレイディのタッチダウンドライブやレブロン・ジェームズのシュートが一瞬にして試合の行方を変えてしまうのを見ているようです。自動車事故の被害者を冷静に蘇らせる外科医もいれば、1億ドルの契約を結んだメジャーリーグ投手の肘の靭帯を、故障前の球速を超えるほど精密に再建する外科医もいます。スポーツ選手や音楽家、チェスプレーヤーが魔法にも似た不思議な才能をもっているように、外科医にも独特の才能があるのです。

　私は、コロンビア大学で機械工学を専攻した1年目のころから、自らの手術技術を誰よりも優れたものにしようと力を注いできました。人体は工学的に最も素晴らしいものだと信じて整形外科医を目指しました。患者の命を預かり、生涯にわたり影響を及ぼすような合併症を起こす可能性があるという重圧のなかで手術を行い、強靭な精神と驚異的な精度を求められる外科医というものに心を奪われました。プロスポーツのスター選手を見る子どものように、外科医には私では手の届かないような才能があるのだと、このころは信じていました。

　エリート外科医の多くが「もって生まれた才能に恵まれた」と思われています。私は生涯をかけて外科医として技術に優れることを追求し、「技術が頭打ちになる」「もって生まれた才能がなければ成長には限界がある」という既成概念は無視しました。そして、潜在能力を閉じ込めているカギをこじ開けることに情熱を見出すようになりました。私の使命は、ワールドカップでゴールを決めるエリート選手のように、世界レベルの技術をもって手術をすること、そして、ワールドカップを目指すようなエリート選手の夢を守るために新しい手術方法を開発することでした。現在、私はコロンビア大学で整形外科医として働いて12年目になります。アマチュアやプロのスポーツ選手の肩、肘、膝のスポーツ外傷や複雑な症状を治療することに情熱を注ぎ続けています。ニューヨーク・ヤンキースのチームドクター長として、選手の健

康状態を管理することや、整形外科のレジデントやフェローに手術の技術を指導することに強くやりがいを感じています。このような活動を続けるなか、私は今ではコロンビア大学のスポーツ医学部長、また研究部門の副会長となりました。また、手術手技に関する250以上の論文に名を連ね、4冊の手術の教科書を執筆しています。

　外科医の能力は再現可能なハードスキルと即興的なソフトスキルの複雑なバランスによって構成されています。私は自身の手術技術を最大限向上させる戦略を意識的に行い、またトレーニング中の若い外科医の教育やスキル開発のための戦略も開発しました。これらの戦略は、大学時代にサッカーをしたり、趣味でギターを弾いたりした思春期のころに発見した技術をうまく応用したもので、今では自分の最大の強みになりました。スポーツ選手としての重圧に対して、モチベーションとグリットを保ち続けるという、ディーププラクティスの原則を自分で考えて適用していましたが、驚いたことにこれらの原則は、技術を向上させることが科学的に証明され、私が今日まで使い続けている戦略を形成しています。

　義理の兄であり友人でもあるケネス・シュービン・スタインは、経済やビジネスの世界で、私と同じように「卓越」を目指しています。彼とはよく夜遅くまで語り合い、このような戦略を共有しました。ケンはある日、ダニエル・コイル氏が書いた『The Little Book of Talent』（邦題『才能を伸ばすシンプルな本』）を送ってくれました。53の非常に普遍的な「Tip（ヒント）」が書かれたこの素晴らしいマニュアルをもとに、外科手術のスキル向上に直接適用できるような具体的なヒント集にまとめ上げたのが本書です。

　私は毎晩一つずつ、コイル氏のヒントを外科スキル開発のヒントへと変換していきました。コイル氏の研究・実証済みの方法と、私自身が数十年かけて確立してきた戦略とを織り交ぜていきました。2カ月もしないうちに、私がこれまで手術の卓越性を探究してきたことが、本書に結晶しました。この本を共有することで、外科医だけでなく、芸術、スポーツ、商業など、卓越性を追求するすべての人々の役に立てればと思います。

コカ・コーラのムフタール・ケント会長兼CEOのような経営者、ボビー・フィッシャーのようなチェスプレーヤー、私の妻のように素晴らしい子育てをする人、兄のようなゴルフに打ち込む人、5つ星レストランのシェフや私のように趣味で料理をする人など、あらゆる分野で挑戦する人たちがいます。本書で挙げる一般的に証明されたスキル獲得の原則が、それぞれの分野に適用され、成功の一助となることを願っています。

この本の使い方

キャリアを積んだ優秀な外科医の多くは、俗にいう「もって生まれた才能」のような能力を発揮していますが、なぜ、どのようにしてそのレベルの技術を獲得しえたのかを明確に把握できていることはほとんどありません。私は真の魔法とは、このような「天性の才能をもつ（ように見える）外科医」のスキル開発方法にあると信じています。「天賦の才能」をもたない人であっても、才能を作り上げる環境を作り出し、才能を伸ばすことができるのです。さらに、外科医は生涯にわたって技術向上に身を捧げなければなりません。医学が絶えず進歩しているため、ベテランの外科医の多くは、トレーニーだったころに学んだ技術の10%程度しかもはや使っていないことを知れば、多くの患者は驚くことでしょう。

したがって、高度な技術をもつ外科医は、キャリアをスタートさせたころだけでなく、キャリアを通じて絶え間なくスキルを開発していくことを大切にしています。多くの職業は研修に10年、実務に30年、そして定年退職でキャリアを終えるのが一般的ですが、医業・外科学は違います。私たち外科医には継続的なトレーニングが必要で、そのことが多くの医学生を惹きつけてもいます。医業以外であっても、トレーニングし続け、スキルや経験を常に新たにすることに力を注ぐことで利益を得られない職業はないでしょう。

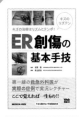

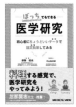
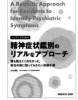

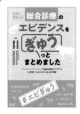

【エビぎゅう】——それは知識の整理にもアップデートにも役立つ1冊！

外来で武器になる
総合診療のエビデンスを
ぎゅうっとまとめました
127のクリニカルクエスチョンで知識の整理とアップデート！ 薬の特徴・フォローのコツもまとめて理解

● 編集 西﨑 祐史 鋪野 紀好

定価 4,620円（税込）　ISBN978-4-7583-2236-2
A5判・404頁・2色刷

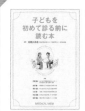

初期研修前に知っておきたいこと，研修中に困ったときに知りたいこと，この1冊でまるっと教えます！

子どもを
初めて診る前に
読む本

● 編集 利根川 尚也

定価 3,960円（税込）　ISBN978-4-7583-1310-0
A5判・240頁・2色刷・イラスト50点

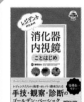

研修中に必要なポイントを厳選，1冊目で差がつく実践バイブル！

レジデントのための
消化器内視鏡ことはじめ
上部・下部消化管・胆道系内視鏡
All in One

● 編集 浦岡 俊夫

定価 6,820円（税込）　ISBN978-4-7583-1549-4
B5変型判・336頁・オールカラー・イラスト60点，写真600点

Web動画 配信中！

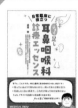

おもしろい耳鼻咽喉科の世界へようこそ——日常診療で役立つ「みみ・はな・のど」の"チョイ足し"Tipsを痛快解説！

日常臨床に役立つ
"チョイ足し"耳鼻咽喉科
診療エッセンス

● 著者 渡邊 毅

定価 4,620円（税込）　ISBN978-4-7583-0862-5
A5判・224頁・オールカラー・イラスト40点，写真135点

Web動画 配信中！

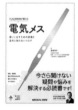

電気メスを使いこなすための原理やメカニズムをコンパクトかつ丁寧に解説！

FUSE資格者が教える
電気メス
使いこなすための原理と
意外と知らないリスク

今さら聞けない疑問や悩みを解決する必読書です！

● 著者 渡邊 祐介

使い方がわかる動画付

定価 3,520円（税込）　ISBN978-4-7583-0468-9
A5判・168頁・オールカラー・イラスト110点，写真36点

Web動画 配信中！

指導医・上級医の考え方がわかる！ ICUの基本アプローチと手順の実践書！ 評価，検査，処置，画像，薬剤，管理，これ一冊。

ICUレジデントブック

● 監修 布宮 伸
● 編集 小山 寛介

定価 5,720円（税込）　ISBN978-4-7583-1309-4
B6変型判・592頁・2色刷（一部カラー）・イラスト100点，写真100点

医師として多様なキャリアが可能な時代！ 後悔しないために知っておきたい選択肢

22世紀の医師のリアル
時代を先取る医師に聞く，
これからの時代のキャリアの築き方

● 編集 西﨑 祐史 志水 太郎
　　　　上原 由紀

定価 3,300円（税込）　ISBN978-4-7583-1786-3
B5判・196頁・オールカラー・写真50点

"正解"はありません。だけど答えは必要です。あなたならどうしますか？

ものがたりで考える
医師のための
リベラルアーツ
感情に触れる医師が働き方改革
時代に身につけたい倫理観

● 著者 湯浅 正太

定価 2,420円（税込）　ISBN978-4-7583-1308-7
A5変型判・176頁・2色刷

MEDICAL VIEW

プロ野球の投手が160km/hを超える速球を投げられるようにするトミー・ジョン手術や、体操選手が肩を脱臼する心配なく激しく跳べるようにする関節鏡手術など、学びが進むにつれ、私は特定の手術を専門的に行うようになりました。練習を怠らず、常に自分に負荷をかけ、より深く、より手ごわい境界線を探し続けているからこそ可能なことです。

　本書は、一流を目指す人たちへのものです。ある一人の外科医が作り、実践してきた「才能を創り出す」ための原則を、それぞれの分野での探求に当てはめてみたい人のために書きました。40のTipは、一流の域に至るにはどう始め、どう実行し、どうそのレベルを維持していくかといった方法を示しています。これらのヒントを自分の長旅にどのように取り入れるか、想像しながら読み進めてみてください。これらのヒントを自分の人生に取り入れることで、その領域における成長と熟達への道が開かれるはずです。私は自分のことを天賦の才能がある（ギフテッド）とは思っていませんが、本当の「ギフト」は本書にあるシンプルなヒントに含まれていると信じています。

PART 1

スキルの定義

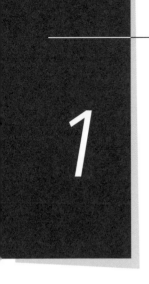

『天才神話』に騙されるな

外科医に対して、医療関係者ではない人、特に血に弱い人は畏敬の念を抱くことがあります。自らの手と手術器具だけで生後4カ月の子どもの心臓を再生させる外科医はただただ素晴らしく、神秘的なオーラがあります。死ぬ運命にあった子どもが健康な生活を送るだけでなく、スポーツで優秀な成績を収めることさえあるのです。タイガー・ウッズやシャク・パールマン、レオナルド・ダ・ヴィンチらがそうであったように、突出した技術をもつ外科医は「もって生まれた才能がある」と言われたりします。人体の仕組みだけでなく、人生をも変えるような技術をもつことは、神から与えられた才能に違いないと思われるかもしれません。

外科手術やそのトレーニングに精通している人であれば、外科医の技術は「平均前後」から「有能」レベルまで幅広く、さらには卓越したレベルの技術をもつ外科医もまれにはいることを知っています。平均前後の外科医と、才能のある外科医との違いは、外科レジデントであればほぼ一目瞭然に見分けられます。後者の手術にはまるで音楽を奏でるような静けさ、流れ、美しさがあります。

若い外科医のなかには、超優秀外科医には卓越した知性や超人的な記憶力など、何か秀でた才能が備わっているのだろうと考える人もいます。いわゆる「凡人」にとっては、才能のある人は才能を「天から授かった」のだというのは都合が良い考え方でしょう。「神が私に良い手を授けなかったのだから、偉業を成し遂

げられないのは自分の責任ではない」と思えばよいのですから。

　しかし、これが真実でないことは、さまざまな研究や、われわれの個人的な経験・常識を照らし合わせてみれば明らかです。まず、早い時期の成功は必ずしも長期的な成功を約束するものではありません。数え切れないほどの一流のパフォーマーが、早い時期には見落とされています。マイケル・ジョーダンは高校2年生のときに高校代表チームから外され、ウォルト・ディズニーは「想像力の欠如」を理由に批判されていました。アルバート・アインシュタイン、ウィンストン・チャーチル、ルシル・ボールなども同様です。実は、早い時期に成功を収めた人は、その成果を守ろうとするあまりリスクを取ることを恐れ、その結果、進歩が止まってしまうという不利な状況に陥ることがあるのです。

　天才といわれる人達を、早い段階で見分けることはきわめて困難です。コロラドスプリングスにあるオリンピックトレーニングセンターのコーチたちはこのことを理解しており、「2年後に誰が金メダルを獲得するか予想できますか?」という質問に対して、「Yes」と答えたのは50人中たった1人でした。早期予測は非常に難しいのです。ノースカロライナ州女子サッカーチームのヘッドコーチで、全米大会優勝21回という驚異的な記録をもつアンソン・ドーランスはこう言っています。「自分がいかに素晴らしいかを周囲から長年にわたって讃えられてきた少女は、高校1年生になるころには本人もそれを信じるようになりますが、3年生になるころには消えていってしまうのです。これはユースの選手を見極めるときに最も残念なことの一つです。一方、静かに、そして決意をもって、自分自身の力で何かを成し遂げようと黙々と準備している少女は、必ずと言っていいほど真のプレーヤーになります。」

　観察研究では、偉業を達成するにはプロセスが重要であることが示されています。ダニエル・コイルは著書『The Talent Code』のなかで、屋内コートがたった1面しかないロシアのテニスクラブがトップ20の女子選手をアメリカ全土よりも多く生み出したこと、ブラジルはほかのどの国よりもプロサッカー選手を多く輩出していること、ドミニカ共和国がMLBの野球選手の9人に1人を占めていることを指摘しています。これらの現象はすべて説明可能なのです。

タイガー・ウッズの成功もまた然りです。父親のアール・ウッズは、ニューヨーク市立大学で軍事史と戦術を教えていた素晴らしい教師で、高校時代と大学時代に野球経験がありました。息子のタイガーは再婚での子どもで、初婚で授かった3人の子どもはもう大きかったので、退職していた彼はタイガーの育成に力を注ぐことができました。結果、タイガーは生後7カ月でパターを手にし、ハイチェアに座りながら父がゴルフボールを打つのを見ていたのです。2歳になる前にはゴルフ場で練習をし、4歳までにはプロの先生もついていました。19歳のときには、17年間の猛練習の集大成として、エリートプレーヤーとよばれるようになっていました。モーツァルト、ガルリ・カスパロフ、ジェット・リーなど、同じような「天才児」たちも、その才能を説明するだけの訓練を受けていたのです。

　要するに、才能はどんな分野であれ、単純な経験でも、生まれつきの能力でも、記憶力や知能でもなく、特定の「ツール」によって生み出されるということです。才能を授かっている人はほかの人が決してできないようなことをいとも簡単にできるという、「天才神話」に騙されてはいけません。実際には、最高の外科手術の技術は神ではなく、外科医の手によって作り出されるのです。

一流への SKILL

才能は授かるものではありません。
自分の才能を作り出すすべを模索しよう。

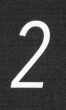

環境じゃない、あなたです

　ある人は、自分は神に祝福されなかったから、偉大な業績を上げることはできないと感じます。またある人は、成績不振の原因が置かれた環境にあると感じ、自分にはどうすることもできないと思っています。こういう人たちは「コーチが僕を嫌っている」「天気が悪くて、体がなまった」などと簡単に口にするのです。もし、あなたが自分のパフォーマンスに対して言い訳をしていることに気づいたら、それは危険信号です。

　私の友人に、理想的なゴルフクラブをインターネットでひたすら探している人がいます。より正確に、より遠くへボールを飛ばせるようにしたいのでしょうが、道具で伸ばせるレベルには限界があります。ある若い外科医が足首の複雑な手術をしたときのことです。その手術には創外固定という、足首の上下の骨をネジ式のピンで固定し、それをエレクターセットのようにくっつける装置が必要でした。足首を安定させ、粉砕した骨を良い位置に保ち、軟部組織への負担を軽減するためです。ところが術後、患者の足は麻痺していました。創外固定のピンの一つが足を支配する神経を貫通していたためでしたが、その外科医は創外固定の設計が悪かったのだと結論づけました。

　スポーツ選手のなかには成績が悪いと審判のせいにしたり、チームメイトを責めたりする人がいます。一流の外科医、アスリート、そしてリーダーは、自分の行動

に責任をもち、将来をよりよくするための環境を創り出すのです。

一流への SKILL

一流への第一歩は、責任を受け入れることです。

3 メンターを「リバースエンジニアリング」する

どんな外科医も、メンターやロールモデルを見て、その手技の素晴らしさに興味をかき立てられたことがあるでしょう。これはスポーツや音楽においても同じで、才能が伸びていくのに必要なことです。私はサッカーワールドカップでゴールを決めることを夢見て育ちました。ペレ、フランツ・ベッケンバウアー、カルロス・アルベルトなど、世界のトッププレーヤーのポスターを寝室の壁に貼っていたものです。そして、多くの子どもたちと同じように、彼らの写真を見つめ、背番号10のジャージを着て、裏庭でその真似をしたものでした。

私がほかの子どもたちとは違ったのは、このエリート選手たちに畏怖の念を抱くだけにとどまらず、彼らを研究し、その特徴をノートにまとめ、徹底的に分析したことです。ペレ：スピード、敏捷性、ゴールセンス、フランツ・ベッケンバウアー：冷静さ、創造性、即興性、カルロス・アルベルト：身体能力、リーダーシップ、自信——といった具合にです。

リバースエンジニアリングとは、ある物を分解してその仕組みを確認し、それを複製したり強化したりすることです。私は世界最高峰の技術を自分のものとするために、練習計画を戦略的に立てました。しかし、集中力が続かなかったり、モチベーションが低かったり、疲れていたりして、悔しい思いをしたこともありました。そんなときは、練習が嫌になってしまう前にいったん家に帰り、歴史的な名勝負の映

像を見たものでした。イングランド代表ジョージ・ベストがボールを独占して活躍したワールドカップのモノクロ映像や、弱冠17歳のペレが立て続けにゴールを決めたブラジルワールドカップの映像もありました。たいてい30分もしないうちにエネルギーと熱意を新たに得て、テレビのスイッチを切り、サッカーボールをもってジープで高校に向かい、たった今テレビで見たばかりの動きをマスターしようと熱中したものでした。

　医学生時代には、手術用拡大鏡を身に付けた外科医が創の奥まで手を入れ、器具を繊細に操っている写真を机の後ろの壁に貼っていました。『Journal of Bone and Joint Surgery』（整形外科医の誰もが読む権威ある雑誌）を定期購読し、研究論文を読み、整形外科やスポーツ医学界のリーダーを認識するようになりました。

　コロンビア大学での研修期間中、私はメンターを一人ひとり分析し、その卓越した技術の秘訣を探りました。プレッシャーに対する落ち着き、ワーク・エシック（労働倫理）、解剖学的知識、生体力学の専門的知識、患者の認識が誤っているときの対応、揺るぎない自律の精神、そして優れた判断力などです。悲惨な状況でも決してパニックに陥らない外科医や、とんでもなく難しい手術を軽々とこなしてしまう技術力のある外科医など、私はこれまで多くの外科医からインスピレーションを受けてきました。

　自分にインスピレーションを与えてくれる外科医、指導者、ヒーローをみつけて、彼らをよく観察してください。受動的に観察するのではありません。能動的に、その卓越した技術に没頭してください。ダニエル・コイルは、音楽やスポーツの世界にトップパフォーマーを輩出する場を観察し続けてきました。そこで学ぶ人たちは、トップパフォーマーたちをとにかく穴が空くようなまなざしで観察するのです。彼らの部屋の壁にはスターの写真やポスターが一面にびっしりと貼られています。

　子どものころ、ペレが履いていたのと同じブランドのサッカーシューズを買いました。そして私は今、手術の師匠と同じブランドの手術用手袋を着けています。し

かし、結局のところ、道具が重要なのではありません（損をすることはありません
が）。大事なのは卓越した技術のもととなる資質を発見して、どう自分に取り入れ
るかを見出すことにあるのです。

一流への SKILL

あなたの師匠を解剖し、真摯に真似しよう。

4 キーポイントを
探し出し、盗め

　整形外科手術は、瘢痕組織から神経を剥離したり、骨の中に複数の正確な骨孔を作ったり、骨全体の強度を弱めることなく完璧につなげるなど、数多くの繊細な技術で構成されています。その流れや順序は、ミュージシャンの動きと重なるものがありますし、マジシャンがイリュージョンを順次実行していくのにも似ています。外科手術のトリックを学ぶには、まずそれを「盗む」ことです。外科研修医のなかには受動的に「コツ」を授けてもらうのを待つ人もいますが、それよりも探して盗むほうが効率的です。私は日ごろから、新しい手技や手術の「コツ」を見つけたら即座にそのアイデアを自分自身にメールしています。これらのアイデアやトリックは、あとでレビューし、私の手術のツールボックスに組み込むための記録ノートになっていくのです。

　最近、世界的な専門家が肩関節唇修復術のライブデモンストレーションをするのを見学しました。その縫合糸の通し方は私にとって新しいアイデアで、すぐにそのアイデアを携帯電話から自分宛にメールしました。週末になるとそのテクニックを見直し、猛烈に研究しました。そして肩の脱臼に悩む高校生のサッカー選手に、まったく同じテクニックを使って手技を施しました。この新しいテクニックにより、以前よりもうまく手術を完遂することができました。

　また別の機会には、肘の専門家がトミー・ジョン手術（側副靱帯再建術）*¹の

25年にわたる経験を発表するのを見ました。私はそれを携帯電話で録音し、聴きながら文字に書き起こしました。トミー・ジョン手術の前には必ずその記録を読むことを5回繰り返し、自分の技術を向上させていきました。

　私は複数のWordファイルを「肩の安定化メモ」や「ACL*²再建メモ」などの名前でカタログ化していっています。さらには手術以外でもこの方法を使っています。例えば、「人前で話すときのメモ」というファイルがあります。ケネス・コール*³の講演を聴いたとき、彼が初めて靴を売ったときのエピソードを巧みに使って聴衆を引き込んだのが印象的でした。私はその逸話を自分宛にメールしました。その後、コロンビア大学サッカー部の年次同窓会で講演をすることになったとき、私は彼の話を自分なりに改良して使い、講演は見事に成功しました。私はファイルしたノートを定期的に見直しています。**ほかの人のアイデアを参考にして、自分の新しいアイデアを刺激しているのです。**

　バッターボックスから左足を出し、右手を上げ、左足を踏み込み、頭を撫で、ピッチャーを見つめながら数回スイングする――デレク・ジーターのこの一連のしぐさを全米、いや全世界の少年少女が真似して楽しんでいます。若いアスリートは真似したことを成熟させながら様式化し、自分のものにするのです。盗んだ技術が自然にできてしまうほど練習した後は、創造力を自由に発揮して、その技術を自分にとってより有用なものに変えていけばいいのです。外科医は盗むことをしな

---

*1　（原著者注釈）トミー・ジョン手術とは、損傷した肘の内側側副靭帯を切除し、他の正常な靭帯を採取して自家移植する手術です。この手術は大学やプロスポーツの選手にとって一般的なもので、特にプロ野球選手には馴染みの深いものです。この術式はフランク・ジョーブ博士によって1974年に初めて実施されました。ジョーブ博士はロサンゼルス・ドジャースのチームドクターで、2014年に亡くなるまでチームの特別顧問を務めた整形外科医です。この手術の名称は、この手術を初めて受けた元メジャーリーガーであるトミー・ジョン選手の名前に因んでいます。この手術ののちも彼は勝ち星を連ねます。通算288勝（術前124勝、術後164勝）を挙げ、左腕投手のなかで歴代7位となりました。手術では損傷した靭帯を切開し、主に前腕の手掌筋腱や膝の鈎状筋腱から採取した腱を、肘の尺骨と上腕骨に開けた孔に通し、固定します。手術は1時間ほどで終わりますが、回復するまでには1年かかるとされます。
*2　膝前十字靭帯（anterior cruciate ligament）。
*3　ニューヨークのファッション・デザイナー。1982年にアパレルブランド「KENNETH COLE」を設立。

い人が多すぎます。ノートをとらない人も多すぎます。技術を盗むことは患者のためになることで、道徳に反することではありません。やり方を変えたり、新しいやり方に適応したりするには、努力と汗が必要なのです。優れたものを受動的に観察するのではなく、優れたものを生み出すツールやテクニックを盗みましょう。

　ウォルマートという大企業をつくったサム・ウォルトンは、他社のやり方を観察し、それを自社に合うように取り入れてきました。彼はこう言っています。「私はおそらくアメリカの誰よりも多くの雑貨店を訪れ歩いたと思います。わが社のためになるようなアイデアはどんなものでも得たいのです。アイデアを発明することはなかなかできませんが、他人の良いアイデアを取り入れることは誰でもできるのです」

　サム・ウォルトンの逸話は、チップ・ヒースとダン・ヒースによる『Decisive: How to Make Better Choices in Life and Work』という本でも描かれています。アーカンソー州ベントンビルで雑貨店を営んでいたウォルトンは、より良いアイデアを求めて雑貨店を見て回るうち、ミネソタ州パイプストンのベン・フランクリンという雑貨店のレジの並び方が新しくて、より良い方法だと聞きつけました。彼はその雑貨店を見るためにすぐにバスに乗り込み、600マイル（約965キロメートル）の旅をしました。ウォルトンはその店を一目見て感銘を受けました。業界の常識である「部門別レジ」とは一線を画していたからです。それまで、食器用洗剤はキッチンカウンターで、ハンドソープはトイレタリーカウンターで別々に支払うというのが、ウォルトンの店を含め、ほとんどの店の常識でしたが、その店では一つのレジですべての商品の支払いが済むというスタイルでした。

　レジの集中型モデルはレジ係の人数を減らし、顧客の利便性と満足度を高めるという重要な利点がいくつもあることに、ウォルトンは気づきました。ウォルトンはすぐにこのモデルを自分の店に導入し、現在も同じモデルを使い続けています。「私がしてきたことは、ほとんどすべて誰かから真似たものだ」とウォルトンは言います。

　アイデアは、そのまま正確にコピーするだけでなく、概念的にコピーすることも

できます。現在のアマゾン・プライムの戦略は、ウォルマートのコンセプトをコピーしていますが、実行の仕方は異なっています。プライムに登録した顧客は、「ワンクリック」すれば配送料無料で商品を受け取ることができます。効率と顧客満足度が大幅に向上したため、プライム会員になった顧客は、アマゾンでの買い物が150％も増えたといいます。

　私はほかの外科医のアイデアを盗んで自分の診療に取り入れるだけでなく、自分自身のコンセプトを盗み、これまで考えられなかった領域に応用することもあります。例えば、肘の靱帯を損傷した投手を復帰させるトミー・ジョン手術を徹底的に研究した結果、膝の靱帯断裂を修復して膝蓋骨の脱臼を止める手術に応用することができました。肘の「ドッキング手術」に膝の「ドッキング手術」が加わり、今では多くのアメリカの整形外科医がこの手術を行っています。

一流への SKILL

盗め！
そして自分のツールボックスに入れて改造することで、
自分だけの不朽の技を作り上げよう。

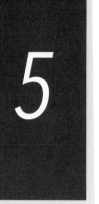

5 好きな手術を脳裏に刻み込む

　当院の整形外科レジデンシーに応募してきた医学生や、私のもとで働いている現役レジデントに、私はこの質問をよく投げかけます。「好きな手術は何ですか?」

　2000年10月、フランク・ジョーブ博士がプロの投手に対して肘のMCL*1再建術を行うのを手伝いました。ジョーブ先生が考案したトミー・ジョン手術です。私は術後すぐにその手術を紙に書き起こしました。技術的な詳細を書き出すと、手順や重要なポイントが頭の中に記録されていきます。私は筆記試験の準備をするように、ノートを見返して勉強しました。目をつぶって、手術の手順を頭の中で真似るのです。この手術は椅子に座って行うので、ジョーブ先生の椅子に何度も自分を投影しました。

　ジョーブ先生と初めて一緒に手術をしたときのことです。彼の一挙手一投足を熱心に研究している私を見て、彼は「これは左手でやってみようか」と言ったのです。ジョーブ先生は左手に握ったメスで肘の内側の皮膚を切っていきました。そのジョークの意味がわかるまで、私は彼の自信に溢れた提案に完全に驚いていました（彼は今も昔も左利きです）。私は自分の理解を深めるため、ジョーブ先生とMCL再建術に入るときには少なくとも5つは「キーポイント」を発見し、新しいアイデアを考え出すことを自分に課すようにしました。

---

*1　内側側副靱帯

　それ以来、私はMCL再建術を数百件行い（患者にはアマチュアの選手もプロの選手もいました）、この手術に関する100以上の論文・記事を書き、100以上の学会発表やレクチャーを行ってきました。また、肘のMCL再建術について、外科医向けのセミナーをトミー・ジョン氏本人と一緒に行ったこともあります。ジョン氏は患者としての経験を聴衆に語って聞かせてくれました。私はこの手術の手順やポイントを書いたノートを何度も何度も見返しています。手術は改良され、進化していくものです。外科医は手術の経験を心に書き溜めていき、そこから得た深い理解をもとに手術を行うものです。フランク・ジョーブ先生はMCL再建術の開発によって野球の殿堂入りに相当すると多くの人が考えています。

　もしあなたが外科医なら、自分の好きな手術は何ですか？　その手術をマスターしノウハウを身に付ければ、ほかの同じような手術にも応用して自分のものにすることができます。この点で手術と音楽は似ています。音楽家は音楽を始めたころに苦労して習得した難曲をずっと弾き続けます。できるようになるまで弾き続けた曲を何年経っても、キャリアを通じて弾き続けるのです。この経験には2つのポイントがあります。

1）　何かをマスターする手法を身に付けると、次の目標を達成したいという大きな熱意につながる。
2）　何か一つをマスターすることで、さらに別のことにも役立つツールを身に付けることができる。

　この考え方を手術に置き換えてみます。トミー・ジョン手術で軟部組織を移植するときの微妙なニュアンスをすべて理解していれば、ACL再建や上腕二頭筋腱の修復は簡単に行うことができるでしょう。

　もしあなたが作家なら、お気に入りの原稿は何ですか？　もしあなたがチェスプレーヤーなら、好きな歴史的な試合は何でしたか？　もしあなたが料理人なら、好きなレシピは何ですか？

一流への SKILL

好きなことを完璧にマスターしたら、
そこで学んだスキルを使ってより難しいことをマスターしよう。

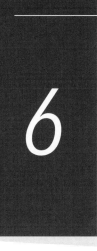

6 ノートを常に 持ち歩く

　トップパフォーマーたちは（Tip#4の「盗み」記録に加えて）自分のパフォーマンス日誌を付けています。彼らは書くことで振り返るのです。私は最初、大理石のデザインのノートを使っていました。その後、ミシン目入りのリング綴じノートに変え、切り取ってテーマごとに3連バインダーに入れて整理していました。例えば、「軟骨の処置をする際に膝蓋骨の下面を最大限に露出させるために、膝蓋骨にピンを1本刺し、それをジョイスティックとして使用。膝蓋骨の位置をコントロールして露出するのに最適。」といった具合にメモしていきます。

　手術の技術に関するメモが全体の7割を占めていますが、最近はそれ以外にスポーツ医学のほかの側面に関するメモも増えてきました。例えば、ヤンキースの選手に試合中に行った処置についてメモを取る必要に迫られ、試合後にボイスレコーダーを購入しました。夜11時に試合会場を出て、ウェストサイドハイウェイを通り、ローワーウェストサイドにある私のアパートまでは通常30分かかります。その間にチームドクターとして試合中の出来事を録音してドラゴン（音声認識入力ソフト）で書き起こし、パソコンでファイリングします。その日の試合中の自分の働きの良かった点・悪かった点を正直に振り返り、明日の改善策を考えます。そしてこのノートを定期的に見直します。手術の種類ごとに記録をつけ、新たに記入するということを続けています。ノートから電子ファイルへと移行して、いつでもどこでも簡単にアクセスできるようになりました。

チームドクターの仕事は非常にやりがいのあるものです。ただ意外と知られていないのが、選手が怪我をしたときに、シーズンを棒に振るかもしれない、あるいはキャリアが終わってしまうかもしれないと伝える、舞台裏の難しさです。私はこれまで数え切れないほどの選手たちに、このような告知を行ってきました。当初はこのような悪い知らせを伝えることに苦痛と違和感を覚えていました。選手がショックを受けるたびに、私は自分ができる最大限の仕事をしていないような気がしていました。そこで、私は自分の「悪いニュースの伝え方」をノートに書き留め、その方法を改善していくことにしました。

　10月のプレーオフの寒い日、チームのキャプテンであるデレク・ジーターは、何でもないゴロをつかんで一塁に投げようと体をひねりました。20年間ファンが日常的に見てきた光景でしたが、このプレーで彼は苦悶の表情を浮かべてグラウンドに倒れこんでしまいました。彼はフィールドから運ばれ、トレーニングルームにいる私のところに連れてこられました。私は彼を診察し、すぐにX線写真を撮りました。その結果、足首に骨折が見つかりました。プレーオフの最中で、しかも彼はキャプテンでした。

　私はX線撮影室から、トレーニングルームの治療台に横たわっている彼のところへ戻りました。結果を伝え、そしてそれが何を意味するかを伝えるときでした。私が彼の隣に立つと、ヤンキースのブライアン・キャッシュマンGM、訪問中だったジョー・トーリ、ジョー・ジラルディ、観戦に来ていたティノ・マルティネス、そしてレジー・ジャクソンが彼を取り囲みました。その日、自分がどのようにニュースを伝えたかを書き留め、どう改善すればいいかを今も繰り返し考えています。このプロセスは、あらゆる手術はもちろん、より優れたものに改善したいと思うあらゆる分野に応用できます。

　選手はプレーできなくなることを恐れています。最大の不安はキャリアが終わってしまったり、長期離脱を強いられたりすることです。デレク・ジーターのように、過去に痛みや怪我を押してプレーを続けてきた選手に対しては、「あなたは怪我をしていて、この怪我ではプレーできない」と、まずはっきりと伝えました。そして、

その言葉が飲み込めるまでしばらく待ってから、「あなたのキャリアは決して終わっていない」と説明したのです。怪我の知らせの伝え方を反省し何度も改善したことが、その日のアプローチの形となり、今では考えるまでもなくできるようになりました。

　多くのメモを振り返った結果、1）選手が自分の状況を理解できること、2）同じ怪我をして復帰した選手の例を使うこと、によって希望をもてることを重視したアプローチをとることにしました。また自分がプレーしている姿をイメージしてもらえるようにしたかったのです。

　毎年、年末年始には革製のノートを購入し、整形外科のフェローにプレゼントしています。ノートを開くと、「今日の結果、明日へのアイデア、来週の目標を書こう。至高の手術を目的地とした地図を作ろう」と書いてあります。私がレジデントやフェローだったころは、助手をした手術の手順を細かく書き留め、解剖学的構造の絵を描き、縫合順序をできるだけ詳細に番号付けして記しました。手術が終わったら、記憶が鮮明なうちにすぐに記録していました。

一流への SKILL

手術ノートは私の大切な宝物の一つです
（料理、チェス、ワインのノートも持っています）。

7 目標を書き出し、目標に到達するまでのプロセスに没頭する

　進歩するためには、適切な目標設定が不可欠です。客観的な目標を設定できず挫折してしまう外科医や、目標はもっているものの、その目標を達成するための具体的な方法やプロセスを確立していない外科医は多くいます。才能のある外科医は目標を詳細に設定し、それを達成するのためのプランが明確です。さらに優秀な外科医は具体的な目標、プロセス、目標を達成するまでのタイムラインを考えつつ、多くの場合、さらにその次の目標まで併せもっているものです。

　具体的には、まず短期と長期の目標を立てます。そして、その目標を達成するためのプランを作り出すのです。例えば、ニューヨークシティーマラソンを4時間以内に完走する、自己新記録を達成するという目標があるとします。この目標を達成するために、レース前の4カ月間のトレーニングスケジュールを作成します。坂道が苦手だから坂道を繰り返すトレーニングにしよう、といった具合です。そして、この過程では達成することだけでなく、継続したこと自体を評価することが大事です。外科系研修医は優れた技術をもちたいと考えてはいるものの、個人的な手術目標を立てることはほとんどありません。さらに、その目標を達成するための具体的な計画を立てることもほとんどありません。

　「夢」と「目標」を区別することは重要です。夢とは最終的に到達したい場所で、目標はそこに到達するための方法です。私はキャリアアップのためにアドバイ

スを求めてくる若い外科医に、このような問いを投げかけています。「もし何の障害もなかったら、あなたの理想のキャリアはどのようなもので、どのような外科医になりたいですか?」若いスポーツ専門医は、プロチームのドクターになるのが夢だとよく口にします。多くの人が夢を見る一方で、そこに到達するための具体的な計画を立てている人はほとんどいません。

最も良い「到達目標」とは、結果に対して立てられたもので、結果までの達成度が数値化できるものです。例えば、ACL手術の合併症率を1%にするという「到達目標」があるとします。これを達成するための過程として、「プロセス目標」が必要です。「プロセス目標」は軽視されがちですが、これが重要であることは一流のアスリートたちが証明しています。彼らは「言い訳をしない」という姿勢をもち、結果に対し全責任を取ります。

例えばランナーの場合、週に4回走り、1回のランニングごとに5秒ずつペースを早めていくというのがプロセス目標だとします。そのプロセスを強化する環境を整えることで、ブレを抑えることができます。前の晩に天気を確認し、その天気に合った服を選び、ベッドの横にランニングシューズと道具を置き、早く寝る、といった具合です。外科研修医のプロセス目標は、ACL再建術の解剖学と手技を勉強し、ローテーション終了までに関節鏡のスキルラボで5回手術を練習する、といったことでしょう。一方、到達目標は、主治医としてACL再建術の全工程の執刀を指導医に任せてもらえるような熟練度を身につけることでしょう。

未熟な外科医は目標を設定することができず、明確なアクションプランももっていないと私は思っています。ほとんどの外科医は大まかな目標をもっています。しかし、最も優れた外科医には常に目標があり、その目標を達成するためのプロセスがあるのです。野球史上最高の抑え投手、マリアーノ(モー)・リベラはかつて私にこう言いました。「若い選手のなかには、上手になる前に有名になりたいと願う者がいる。実力が伴わないうちから知名度ばかりを気にしている。昔は、まずうまくなることで、知名度がついてくるというのが普通だったんだ。」

「プロセス目標」を定めて実行することで、

より優れた外科医を目指そう。

8 手術室の外では
リスクを冒せ

なぜそのやり方をするのかを考えたり、ほかに良いやり方がないのか疑問をもたない外科医は多く、ただ教えられたとおりに手術を実行します。トレーニングの初期には、手術は巨大なブラックボックスのうちにあり、徐々に開かれていきます。研修医たちは診断、手術適応、そして手術手技を学び、身につけていきます。もっと簡単に言うと、教わったことをほとんど疑わずに鵜呑みにして実践していくのです。教わった手技から外れたことをして結果が伴わなかった場合には非難されるため、外科医は安全で確実な方法を好みます。しかし、それが、成長や真に優れた外科医になることを妨げていることがよくあります。

多くの外科医が研修医時代に教わったのとまったく同じ方法で手術を行っています。その一方で、テクノロジーの進化に合わせて自分のスキルやテクニックを進化させている外科医もいます。より良いものを追求するためには、ほかの選択肢を探したり、ときには崖っぷちに立ってみたり、くだらないように思えるような質問をしたりすることも必要です。例えば、私がレジデントだった2001年当時、ACL再々建術を学ぶために毎週カンファレンスが開かれていました。再断裂した靭帯の手術をやり直す場合、新しいACLグラフトを置くための骨孔の位置が成功のためには重要です。最初の手術で使った骨孔が正しい位置にあれば再び使うことができますが、正しくない位置にあれば使えません。骨孔の位置を間違えないための技術は当時まだありませんでした。

そこで私は、大腿骨に新たな骨孔を掘る方法を考案して、上級医たちに可能かどうか尋ねました。関節鏡手術では、内側ポータルとよばれる皮膚切開を入れ、そこから膝関節にヤスリなどの器具を挿入することが一般的です。この内側ポータルを用いることで、骨孔の別の通り道を作り出すことができ、正確な開始位置となる確率が格段に高まるのです。そうすれば、位置の悪い骨孔を避けて、適切な位置に骨孔を作ることができます。私は心の中で「問題解決!」と叫んでいました。ところが、指導医たちは「後壁を損傷し"ブローアウト"が起きたり、骨孔が構造的に機能しない状態になったりする危険性がある」というかなり否定的な反応でした。たしかにこのようなブローアウトの合併症は当時、技術的に大きな懸念事項だったのです。

　私は、この指導医たちの言葉は分析の結果によるものではなく、反射的に口先から出てきたものだと感じました。辛辣な批判にめげず、私は自分の提案した術式の実現可能性を探り続けました。転んでもただでは起きられません。今日では、ACL再々建術だけではなく、一次手術においても内側ポータルからドリルで穴を開けるのが一般的になっています。この手技は改良され、特殊な器具が開発されて、従来の手技から向上させることができました。その利点は、解剖学的なACLの位置決めが非常に正確であることです。移植腱が正常な解剖学的構造に近ければ近いほど、移植腱の機能は良く、成功率も高くなります。

　野球で空振りをするような感覚で失敗や試行錯誤することは手術では許されません。患者に悪影響であることが明らかだからです。医術を英語で「メディカル・プラクティス」といいますが、医術の「プラクティス（実践）」はスポーツの「プラクティス（練習）」とは大きく異なります。ゴルフ練習場に相当するような場所は、手術室にはありません。同様に、メジャーリーグの投手が重要なプレーオフの試合でいきなり新しい球種を試すことはありません。外科医の練習場は、外科手術のスキルラボなのです。

　アースレックス社は整形外科分野において市場をリードする企業です。社長兼創設者であるラインホルト・シュミーディングは、外科医の練習場として手術のス

キルラボを提供することで、何千人もの外科医のトレーニングに貢献してきました。このラボでは、成長段階にある外科医が標準的な手術から複雑な手術まで、さまざまな手順を献体を用いて練習します。ここでは取るに足らないミスをすることが許され、それを修正していくことでスキルの習得が早く進みます。またスキルアップの要素の一つである「背伸び（リーチング）」を最大限に活用することで、外科医は自分の技術的な弱点を意識するようになります（「背伸び」についてはPart 2で詳しく説明します）。一流の外科医はほかの外科医を指導するためにスキルラボによく行きますが、彼らは単に教えているだけではありません。新しい技術を試し、「背伸び」して、ときにつまづきながら、指導する彼ら自身が実際には学んでいるのです。

　カナダの元プロホッケー選手であるウェイン・グレツキーは練習中、常に限界を超えようとしていたので、しばしば転倒していました。挑戦して転んだりすると、自分が愚かに思えてくるものです。しかし、**才能を伸ばすためには、失敗は失敗ではなく、より良くなるための道しるべになるのです。**つまり「リスクを取ってさらに上を目指し、その『自分が愚かに思えるような気持ち』を糧にもっと頑張れ」ということなのです。グレツキーは一人で、あるいはチームメイトと一緒にトレーニングしては転んでいました。しかし、本当に重要な試合においては失敗して転ぶことは決してできません。リスクを冒せる機会を作ることを疎かにしてはいけません。

一流への SKILL

練習モードではテクニックを磨くためにリスクを冒せ。
──本番まで待っていてはだめだ。

9 ハードスキルと ソフトスキルの違い を認識する

　すべてのスキルはハードスキルとソフトスキルのどちらかに分けられます。ハードスキルはゴルフのスイング、ギターのソロ演奏、スライダーの投げ方など、**ある作業を正確に繰り返す能力**から生まれます。これはダニエル・コイルが著書『The Little Book of Talent』で指摘した「ABCルール（Always Be Consistent 常に一定であること）」に従っています。一方ソフトスキルとは、サッカー選手がディフェンスの弱点を察知したり、ビジネスパーソンが交渉の場で空気を読んだりするように、**今得たばかりの情報をもとに即座に意思決定する**ことを意味します。ソフトスキルは3R、つまりReading「読む」Recognizing「認識する」Reacting「反応する」を伴うものです。ハードスキルとソフトスキルは大きく異なり、その培い方も、使う脳の部位も異なります。

　外科手術のスキルは、ハードスキルとソフトスキルの複雑なバランスで成り立っています。ハードスキルの例としては、手術台で患者を最適な体位にできること、正確で再現性のある消毒とドレーピングができること、関節鏡手術において理想的なポータル作成ができること、靭帯手術において完璧な骨孔配置ができることなどが挙げられます。ソフトスキルの例としては、手術中の予期せぬ出血に対応できること、必要な手術器具がないと急にわかったときに対処できること、助手が手術に慣れていないことを即座に認識し対応できることなどがあります。

一流への SKILL

ハードスキルとソフトスキルの違いを認識し、区別しよう。
両方が必要です。

10 マリアーノ・リベラ
のように
ハードスキルを
マスターする

　正確に繰り返す——それは、雪上のソリのようなものです。1本目に付けた跡が2本目のコースを決めます。ゆっくりと完璧に動き、エラーを見つけて修正する。これは退屈なことですが、必ずのちのち時間を節約することになります。手術の基本も、細部の繰り返しに気の遠くなるような注意を払うべきです。

　ニューヨーク・ヤンキースの投手マリアーノ・リベラは、彼の代名詞である"カットボール"を驚異的な正確さで投げる能力により成功しました。完璧なワインドアップ、ボールへの完璧な指圧、ホームプレートに向かって脚を踏み出しながらの上体の動きの完璧なタイミング、完璧なボールのリリースとフォロースルー。この一連の動作が、完璧な配球とホームベース直前で曲がる変化を生み出します。打者は皆このカットボールが来るとわかっていても打てないのです。

　優秀な外科医は、患者の体位、ターニケットの位置、ドレーピング、照明の位置、皮膚切開の位置などが完璧であることがきわめて重要であることを理解しています。これらは手術の基本であり、マスターすれば優れた展開が実現できます。そして、手術が簡単に見えるようになるのです。ゴルファーはすべてが"完璧にセットアップされている"とき、いとも簡単にプレーしているように見えます。彼らは練習においても緻密性と正確性を追求し、それを反復します。さまざまなクラブでスイングを行い、さまざまな芝の上にボールを置いて練習します。手の位置、グリップ

の圧力、下半身と上半身のコーディネーションも完璧にします。

　患者の体位が不完全なまま手術を始めることは、車の運転でいえば、シートの位置が低すぎてバックミラーやサイドミラーの位置が悪く、前方、周辺、後方の視界が悪い状態で発進するようなものです。ドレーピングが不完全であれば、ダッシュボードに物が散らかっているときのように、視界をさらに悪くしてしまいます。皮膚切開の位置が不適切であれば、ハンドルの位置が離れすぎているようなものです。

　短時間の運転であれば問題ないかもしれませんが、子どもが道路に飛び出してきて瞬時に反応しなければならないような場合、子どもを認識できず、ハンドル操作が損なわれ、悲劇的な結果になる可能性があります。ターニケット（出血を抑えるために使用します）の位置が悪いと、出血で術野が見えなくなってしまいますが、これは壊れたワイパーで雨の中を運転しているようなものです。座席の位置が悪い、ハンドルが遠い、ミラーの調整が悪い、窓が汚れている、ワイパーが鈍いなどの問題に、不完全な運転条件がいくつか加わると、運転は著しく危険になります。手術も同じです。

一流への SKILL

**手術室でのハードスキルは完璧に、
そして一定不変にしておくべきことです。
手術以外のあらゆる重要事項においても同じことがいえます。**

11 解剖に敬意を。視野展開に喜びを──手術におけるハードスキル

　どのような分野であれ、才能を開花させるにはハードスキルとソフトスキルの両方が必要です。例えば、トム・ブレイディ[*1]がディフェンスを読み、レシーバーを選び、パスのタイミングを計る能力はソフトスキルです。正確なパスを出す技術自体はハードスキルです。スポーツを始めたばかりのころはハードスキルが優先されます。テクニックがすべてなのです。多くの才能あるスポーツ選手や音楽家は、キャリアを積んでもなお基本練習を欠かさず、子どものころに行っていたものと同じ基礎トレーニングを行います。プロのスカッシュ選手でも、初めてラケットを手にしたときと同じように、一人でコートに入り、壁に向かって50回、きついレールショットの練習をする人もいます。

　「外科医にとって解剖学の知識ほど行動を変えるものはない」という言葉があります。外科手術の基本は、解剖学の総合的な知識に基づいています。優れた音楽家が音階を練習するのと同じように、優秀な外科医の多くは日ごろから解剖学を復習しているのです。解剖の知識は、外科医が剥離操作をして組織を動かし、病巣を見るための窓を作るという、視野展開のロードマップとして機能します。視野展開が良ければ良いほど、手術は容易になります。展開が悪いということは、ボンネットが部分的にしか開かない車のキャブレターを修理しようとするようなものです。才能ある外科医は常に優れた展開を実現し、そして手術を優雅で簡単そうにやってみせるのです。

手術で最も怖い合併症は、神経や血管を誤って切ってしまい大惨事になることです。解剖学的な知識を徹底的に学べば、外科医のお守りとなってくれます。**神経が「どこにあるか」知っていれば、「どこにはないか」もわかる**はずです。神経を切断してしまうのは視覚と手指の協働がうまくいっていないからではなく、解剖学の知識が乏しいためか、手技中に心理的に追い込まれて焦ってやってしまうためです（後者は大抵がセットアップや展開が悪いことによります）。ヘッドコーチが「今夜も自分たちで墓穴を掘った」という状況は、外科医でいえば視野展開がうまくいかずに失敗した状況なのです。

自分のスキルを本質的に支える骨組みを大事にしてください。サッカーではボールを扱う技術を尊んでください。料理では食材の選択プロセスを尊重しましょう——食材の選択は調理自体よりもしばしば重要だと考えられています。音楽であれば音階に敬意を払いましょう。

一流への SKILL

**外科医が解剖学を復習するにしても、
音楽家が音階を練習するにしても、
基本をマスターすること以上に
重要なハードスキルはありません。**

---

*1　2000年代〜2022年まで活躍した、ナショナル・フットボール・リーグ（NFL）を代表するアメリカンフットボール選手の一人。アメリカ史上最も偉大なアスリートの一人と評される。

12 ソフトスキルを身につけるには、滑降スキーをイメージして練習する

　ソフトスキルは美しいものです。好奇心をもって積極的に行動し、新しいことにチャレンジしてみてください。フットボール・デ・サロン、つまりフットサル（室内サッカーの意）はブラジルでは「サッカーの即興の実験室」とよばれ、バスケットボールコートほどのフィールドで5対5で戦います。通常のサッカーに比べ、狭いスペースでほかの選手に囲まれるので、ボールを触る回数が600％も増えるといわれています。私は大学時代、"5対2"とよばれるゲームに膨大な時間を費やしてきました。このゲームは時間対効果が最も大きいと多くの人が考えています。5人のアタッカーで円を作り、2人のディフェンダーが円の中に入ります。5人のアタッカーは互いにボールをパスし合います。ボールへのタッチは基本的に1回のみです。ディフェンダーはボールを追いかけてパスを中断させなければなりません。その後、ディフェンダーとアタッカーは交代します。この反復練習が効果的なのは、ボールを触る回数がきわめて多く、狭いスペースであるがゆえにプレッシャーも高いからです。このゲームは2つのボールで行うこともできますし、アタッカーがボールを受け取ってからパスするまでの間にタッチできる回数を無制限から2タッチ、1タッチに減らすことで、さらに緊張感が高まり、難度が高くなります。

　成長段階にある外科医の多くは、ソフトスキルを過小評価してしまっています。外科医の才能は正確なハードスキルをもっていることを象徴して「良い手」をもっていると表現されたりします。メジャーリーグのバッターが並外れた視力を必要とす

るように、外科医には安定した手が必要だと多くの人が思っています。実際、ヤンキースの野手で視力が1.2を下回ることはまずありませんが、外科医が特別手先が器用かというとそうでもでありません。非常に優秀な外科医のなかにも手術中に手に軽度の振戦がある人がいますし、外科レジデントの選考で視覚と手指の協動性をみて適性を評価することはほぼありません。

　では、優秀な外科医だけがもっているソフトスキルとは何でしょうか。一つには、**プレッシャーのなかで優れた意思決定を行える**ということです。手術の準備を優先し、複雑な課題を想定し、将来の問題を予測して回避します。基本的な手術は退屈なほど簡単にやっているように見せますし、極限状態に陥っても慌てずに対応します。英国のレジェンド的サッカー選手であるボビー・モアは、「あなたは“速い”ですか?」と聞かれて、こう答えました。「A地点からB地点までのタイムを計れば遅いでしょう。でもA地点からいつ走りだすかを考慮すれば、それほど遅くはないでしょう」。有能な外科医は、いつ切開創を広げるべきか、いつ直ちに輸血をすべきか、壊滅的な状況が迫っているときにいつ「ベスト」ではなく「ベター」な結果を受け入れなければいけないかを心得ているものです。

　手術では、すべての経験、特にミスやニアミスを分析し、成長のために最大限に活用する必要があります。外科医は、滑降するスキーヤーのように、予測できない地形や状況に瞬時に反応する練習をすべきです。理論上起こりうるあらゆるシナリオやサプライズを想定して、そのそれぞれに最適な解決策を事前に導き出しておくのです。

　私はコロンビア大学で毎週、医学生、レジデント、フェロー、指導医が参加する「手術手技カンファレンス」を行っています。そのなかで、肘のMCL再建術の手術手技を発表したことがありました。骨孔作成の説明の際、レジデントに「骨ブリッジが壊れたら、次にどうしますか?」と尋ねました。この質問に彼らはたいてい「別のインプラントを使用します」と答えます。そこで私は、「手術が始まる前にそのインプラントが使えるかどうか確認しましたか?」と尋ねます。答えはたいてい「いいえ」です。

さらに、「もしそのインプラントが手に入らなかったらどうしますか?」と聞きます。すると彼らは、尺骨神経に致命的な穴を開け、永久的な神経損傷を引き起こすなど、二次的な問題を引き起こすような手術方法を説明し始めてしまうのです。彼らはこの教育カンファレンスを通して失敗・苦悩することで、手術室でのどんなスムーズな実際の手術経験よりも、ソフトスキルの向上を得ることができます。

　「手術手技カンファレンス」はシナリオプランニングの手法です。プレゼンテーションを通して問われるのは、"なぜそうしたのか?"ではなく、"もし〇〇ならどうするか?"ということです。ジョシュ・カウフマンは著書『Personal MBA』(邦題『Personal MBA－学び続けるプロフェッショナルの必携書』)のなかで、これを「反実仮想シミュレーション」とよんでいます。「もし〇〇なら」の部分が反実仮想です。将来起こりうることを想像するための強力なツールです。シナリオ・プランニングは緻密で、考える能力を必要とします。若い外科医はまだどんなシナリオを考えておけばよいか思いつかないことがよくあります。経験を積んでいけば、メンタルリハーサルや視覚化とともに、個人的な反実仮想シミュレーションを行うことができるようになります(Tip#25と#35で述べます)。

　世界的なパフォーマーは、よくある「feel good(良い気分でいろ)」アプローチも使いません。最良のプロセスを計画して最良の結果を得るためには、プラスとマイナスの両方の結果をミックスして考える必要があることを知っているからです。この「バランスのとれたポジティブアプローチ」では、起こりうるネガティブな結果をまず考え、弱点や不安、疑念をみつけ、分析します。そのうえでポジティブな結果を視覚化し、最高の結果を思い描き、正しい精神状態に落とし込むのです。

　ダニエル・コイルは、この方法をアメリカ陸軍の特殊部隊であるグリーンベレーがうまく使っていることを説明しています。「チームはミッション(ほとんどは夜間に行われます)のために数週間かけて訓練します。ミッションの当日、彼らは2つの決まった手順を行います。まず、午前中すべてを使って、任務中に起こりうるあらゆるミスや災害を想定して検証します。ヘリコプターが不時着したらX、間違った場所に降ろされたらY、多勢に無勢の状況に陥ったらZといった具合に、ありとあ

らゆる失敗を容赦なく検証し、そのそれぞれを適切な対応策に結びつけます。何時間もこの作業をした後、チームは一緒に昼食休憩を取ります。談笑したり、リラックスしたり、昼寝をすることもあります。そして、午後は第2段階に入り、今度はすべてがうまくいっている状況について話し合います。一手一手を見直し、各ステップを視覚化し、100%完璧に進んでいる状況を鮮明にイメージするのです。」

　「バランスのとれたポジティブアプローチ」で重要なことは、ポジティブとネガティブで時間を均等に配分することです。最初にネガティブなことに時間を使い、次にポジティブなことに時間を使います。多くのトップパフォーマーがこの方法をとっています。ペイトン・マニング[*1]やスティーブ・ジョブズ[*2]がその好例です。ジョルジュ・サンピエールもその一人です。この元Ultimate Fighting Championshipのウェルター級3回制覇王者は、心の準備について次のように語っています。「私はいつも戦いをイメージしている。（中略）そのなかで打ちのめされる場合もある。でも、その状況からどうやって自分に有利なほうへひっくり返すかをいつもイメージしているんだ」。

　アメリカンフットボールのチームも、シナリオを立て、選択肢を広げることに余念がありません。第4クオーターに14点差をつけられ、エンドゾーンまであと30ヤードというところで、残り1ヤードで4thダウンというとき[*3]、コーチングスタッフはすでにその状況に対する計画を立て、プレーの選択肢を用意しているのです。

　私はよく手術のシナリオを考えます。考えることを止められず困ることさえあります。私の頭の中はコンピューターのように動いていて、スキーヤーがリフトで頂上まで上がり、毎回少しずつ違う滑りに繰り返し挑戦するように、最初に戻ってまた別のシナリオを実行します。未来は簡単に予測できるものではありませんが、より多くのシナリオを演じ、準備しておけば、より優れた外科医になれるはずです。

---

*1　元アメリカンフットボール選手。リーグMVPを5回受賞するなど、多くの歴代最高記録を保持し、「史上最高のクォーターバック」と称される。

*2　Appleの共同創業者の一人。iPhone、iPadなど、革新的な製品を世に送り出した。

*3　攻撃権をもっている4回のチャレンジで10ヤードを進めなければ、相手に攻撃権が移る。

"もしも〇〇なら?"という問いかけを続けよう。

PART2
スキルの向上

ディープトレーニング——スイートスポットを見つけ、
「背伸び」し、繰り返す

音楽やスポーツの才能を開花させつつある人と、それ以外の普通の人とでは、
「練習との関わり方」が決定的に異なっている。

——ダニエル・コイル『The Talent Code』

多くの人は「練習」といえば苦痛を伴い、退屈で、刺激がなく、つらいものだ
と考えるでしょう。才能を開花させるためには練習こそが勝負で、自分の能力が
限界まで引き出されるところ、つまり「スイートスポット」を模索することです。「ス
イートスポット」は、自分のパフォーマンスが快適に行えるゾーンをわずかに超えた
ところを指します。そのプロセスでは基本的に「背伸び」が必要です。**技術習得
までのスピード（マスターレベルにいかに早く到達できるか）は、スイートスポッ
トで練習した時間に比例します。**これが、ある技術をすぐに習得できる人と、な
かなか上達しない人がいる理由を説明する重要なポイントです。

私は学生時代、数学が物理的に理解できたので好きでした。雨の日や夕方は
サッカーができないので、模型飛行機やロケット、ラジコンカーを作って何時間も

遊んでいました。コロンビア大学工学部への入学が決まった私は、両親に「サッカーをやって、工学を勉強して、医学部に行きたい」と説明しました（コロンビア大学のサッカーチームはその年、米国内のサッカーチームでトップ5にランクしていました）。父には工学部から医学の道に進むために十分な準備ができるとは到底思えなかったようです。

　私の目標は、スポーツ医学と外科学の道に進むことでした。工学の基本は分析的思考で、物がどのように壊れるか、ストレスにどのように耐えるかを深く理解することです。スポーツ医学は身体と筋骨格系の「工学」そのものなのです。工学を学ぶことで優位に立てる力がつくのだという自分の考えは、父を完全に納得させることはできませんでしたが、何とか賛成はしてくれました。私は、外科医として、研究者として、そして思想家として、常に工学を駆使しています。そして、スイートスポット、「背伸び」、習熟速度などを簡単な数式で概念化しました。

　工学用語で定義される「負荷」は、素材の伸縮を意味し、スキルアップのための「背伸び」と類似していると考えることができます。数学的に説明すると、次のようになります。

負荷 = 素材の長さの変化 / 元の長さ（素材に力が加わったとき）

　負荷は、素材を引き伸ばしたときの伸展と考えることができます。

　経験という概念は、しばしば誤解されています。実際、患者は豊富な経験をもつ外科医を求めますし、信頼を寄せます。しかし、ただ単に経験があることと、手術の腕の良さはイコールではありません。間違った手術をし、それを繰り返している外科医は、単に間違った手術をたくさんしているだけで、患者にとっては気の毒な外科医です。私の勤務する病院への通勤距離は、多くの医師が32キロメートルほどです。なかには30年間通勤している年輩の外科医もいますが、その繰り返しにもかかわらず、運転能力はまったく向上していません。むしろ、車内での携帯電話の使用により、運転の安全性が低下している可能性さえあります。

この方程式を考えてみましょう。

時間 ＝ 経験

負荷 × 時間 ＝ スキル

「経験」とは、ある活動に従事した「時間」のことです。「スキル」は、「時間」に「努力」や「負担」を掛け合わせたものです。仕事帰りに車を運転する人の多くは、運転が上達するように「努力」しているわけではありませんから、何年経っても上達しません。外科医をはじめ、あらゆる専門家が同じ轍を踏む可能性があります。自分に負荷をかけ、「背伸び」をすることをしていないので、何年時が経っても進歩がないことに無自覚でいるかもしれないのです。

練習の質は、努力の量と、目的とする技術にどれだけ特化した活動をしているかで決まります。練習の質は、費やした時間よりも圧倒的に重要なのです。専門家になるための1万時間の法則は、マルコム・グラッドウェルが著書『Outliers』（邦題『天才！ 成功する人々の法則』）で強調したものです。しかし、「背伸び」・フィードバック・修正を継続しながら、集中して練習することのほうが、時間の長さよりも重要なのです。

レジデントが外科研修で最も満足感を覚えるのは、執刀医として手術するときです。物理的な技術面をこなし、手術の進行に合わせて意思決定を行います。それは、スポーツの合宿に行ったとき、1日の終わりに行われる試合が合宿の醍醐味であるのと似ています。スポーツ選手が競争を楽しむように、外科医も手術のスリルを味わい、楽しむのです。確かに手術はスリリングです。6秒間の短い波乗りのためにひたすら波を待っているサーファーにときに例えられます。そのため、多くのレジデントは、手術件数が多いといわれている研修プログラムを選びます。しかし、彼らがしばしば誤解していることがあります。手術経験がいくら多くても、ゆったりとした楽しいやり方でやっていては、実際の手術のスキルアップにつながらないということです。

私はレジデント時代の早い段階から手術の腕前には定評がありました。しかし、私が研修中に行った手術の症例数（ケースボリューム）は、外科レジデント全体の10％以下だったと推測されます。それなのに、どうして手術ができるようになるのでしょうか。これは天才神話なのでしょうか。その答えは、前述の方程式のなかにあります。私はほかの外科医よりも高く「背伸び」をし、あらゆる機会に最大限の努力をし、練習に集中し、フィードバックを求め、それに答えていくことで、限られた時間（症例数の少なさ）を補い、乗り越えてきたと思います。そして、努力や「背伸び」の要素が技術に与える力を理解することで、私の技術は驚異的なスピードで向上していきました。

一流への SKILL

**私は手術の練習を真剣勝負の「試合」にしました。
今日まで、私の手術室では
遊び感覚の手術は行われません。**

13 スキル習得の複利効果を利用する

アルバート・アインシュタインは、「複利」を「史上最大の数学的発見」とよびました。私の退職金プランには、多くの友人たちと同様に、分散投資ファンドと一部のETF（上場投資信託）が含まれています。当初、元金の増加は緩やかで、金額と時間のグラフは平坦でした。しかし、時間が経つにつれて成長曲線はゆっくりと、そして急激に急勾配になり始め、複利効果が大きくなっていきました。複利効果のマジックには、2つの要素が必要です。収益の「再投資」と「時間」です。時間をかければかけるほど、元の投資の収入の可能性を加速度的に増大でき、指数関数的にほかと差をつけることができるのです。

複利運用は、システムの出力が次のサイクルの入力になるフィードバックループの一例です。正の強化ループは、システムの出力がシステムサイクルごとに増幅されます。強化ループは、短期間で爆発的な成長をもたらす可能性があります。複利効果は日常生活にも応用でき、スキル開発にも生かすことができます。例えば、外科手術のトレーニングを始めたばかりのころは、複雑ではない小さな手術が与えられます。より多くのスキルを習得するにつれ段階的に責任が増えていき、そのスキルが再び使えるような、より高度な外科手術の機会が与えられるようになります。

十分な努力をして練習に没頭する外科医のなかには、この進歩のサイクルが早

く回っていく人もいます。トレーニングの初期に優秀であればあるほど、より多くの手術の責任を与えられ、その結果、より多くの練習の機会を得てより上達することができるのです（フィード・フォワード・ループ）。さらに、技術や知識が向上すればするほど、手術のたびに得る学びも多くなっていきます。技術向上は嬉しいものなので、それがさらにより深く、より負荷のかかる練習へと外科医を駆り立てます。こうして美しく濃度の高い好循環が生まれるのです。もしあなたが今、成長曲線の始まりにいて、急勾配になっていく段階にないと感じているなら、もっと時間をかけて、もっと密度の濃い、集中的な努力をしてください。加速度的な成長はすぐそこにあります。

　スポーツの世界でも複利効果は起こるのでしょうか？　ユースのホッケーで早期から頭角を現している選手は、さらに上のレベルの選手のいるチームに入れられることで、より大きい負荷をかけられます。さらに、彼らが抜きんでていれば、よりレベルの高いコーチを付けてもらえるという、複利的な環境に身を置くことができるのです。これと同じことが、サッカー、チェス、数学の授業など、あらゆることに当てはまります。

　最近、私自身の複利効果について見直してみました。私の初めての投資となったのは、医学部時代の解剖学の授業でした。ただ好きだったのと、上手になるにつれて「夢中」になっていったので、授業で必要とされている以上に何時間もかけて献体の四肢を解剖していました。その授業では、肘、前腕、手を解剖する課題があったのですが、一通り終えると、反対側をもう一度やりました。さらに、クラスメートがやり残した献体の解剖まですべてやりました。夜遅く、たった一人で、解剖室で手術器具を扱う技術を身につけたのです。

　2つ目の投資は、整形外科の研究のために丸1年間を費やしたことです。正確な解剖と実際の手術手技が必要な膝の実験をたくさん行っていたため、「新米インターン外科医」として指導医のもとで手術を行うようになると、すぐに手術の機会を与えてもらえました。

　外科研修3年目のある日、私は膝関節鏡手術の症例で指導医の助手をすることになりました。その指導医は関節鏡手術に不慣れだったので、さらに上級の指導医の助けが必要でした（経験年数の豊富な指導医であっても、しっかりした外科研修医の助けがないと良い結果が得られないという人はごくわずかですがいます）。前述のように、私はこの手術に自信があったので、この指導医（外傷や膝関節の専門医）が通常であればしない関節鏡手術を提案できました。例えば、脛骨上部の骨折（脛骨プラトー骨折）は、膝の衝撃を吸収する軟骨組織（半月板）の損傷を伴うことがよくあります。脛骨プラトー骨折がより大きな損傷であり優先されるため、半月板の損傷は放置されてしまうことが多くありました。私はこの指導医に、脛骨プラトー骨折の手術と同時に半月板も関節鏡で修復可能であると自信をもって説得しました。やがて私は、2年上のチーフレジデントよりも半月板の修復の経験が豊富になっていました。別のある日、2つの手術室を同時進行で手術する整形外科医と一緒に仕事をしました。1つは関節鏡の部屋で、複雑な手技のためシニアレジデントが必要でした。私はその部屋を担当し、そのローテーションですべての関節鏡手術を行いました（4年後、同じ外科医から、彼自身の半月板損傷の関節鏡検査をしてくれないかと頼まれました。若い指導医にとって最大の賛辞は、恩師から外科医として依頼されることです）。

一流への SKILL

集中した努力密度の高い練習を、
キャリアやトレーニングの早い段階からすることで、
複利効果を得よう。今日から始めよう。

14 演奏会の準備を するように、 一人で練習する

　一人での練習は避けられがちですが、効果的で、次のような素晴らしい利点があります。

　1）自分の能力の限界（スイートスポット）を探し出すことができる。
　2）他人に依存しないため、一貫して自分を律する癖をつけることができる。

　世界的な演奏家とトップアマチュアの演奏家を比較した古典的な研究があります。2つのグループは、ほぼすべてにおいて同じような練習を行っていましたが、ただ一つ異なっているものがありました。世界クラスの演奏家は、トップアマチュアの5倍もの時間を一人での練習に費やしていたのです。

　すべての分野が一人での練習に向いているというわけではありません。手術はどうでしょうか？　手術の練習を一人でするにはどうしたらいいでしょうか？　本を読み、手術の説明ビデオを見てメモを取り、何度も何度も手術のリハーサルをします。手術は、ブロードウェイでライオンキングを演じたり、ビートルズの曲をギターで弾いたりするような、パフォーマンス・演奏会だと考えてみてください。月末に大勢の聴衆を前に歌を披露することに挑戦するとしたら、できるだけ気を散らさずに一人で練習するのが明らかに理にかなっています。

　才能ある外科医は、スキルラボで一人で手技の練習をします。優秀な外科レジデントのなかには、常にスキルラボで練習している人がいます。私も、解剖学教室でほかの誰もやっていないほど多くの解剖を行い、軟部組織の取り扱いを学び、解剖学的な関係を理解していったことをよく覚えています。

　また、一人で練習することで、何を練習することが最も重要かを自ら決める自主性が生まれます。多くの場合、自分の最大の弱点をなくしたり減らしたりすること、そして最も重要だと思われることとのバランスをとることが重要です。解剖学を学ぶのに一番良い方法は何と言っても一人で練習することです。本で勉強し、自分で自分に問題を出し、そして献体を解剖するのです。私は最近、スキルラボで外科レジデントたちの指導を行いました。そこに出席していた最も有望なレジデントは、昼食休憩をとる代わりに、一人で献体を解剖していました。彼女はキャリアを通じて優秀な成績を収めるに違いありません。ノースカロライナ大学女子サッカー部の監督であるアンソン・ドランスも次のように言っています。「チャンピオンとは、誰も見ていないところで、前のめりになり汗びっしょりになって、くたくたになるまでやるような人物である。」

一流への SKILL

誰も見ていないところで、徹夜でもなお自分を追い込み、
疲れ知らずで前のめりに技術の向上に取り組んでいる、
そんなチャンピオンの研修医を
私もいつも探しているのです。

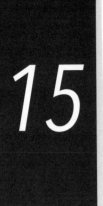

15 ウッデン監督のように、基本的なディテールにこだわる

　研修医のころ、外科医がルーティーンの待機手術でとてつもなくてこずるのを目の当たりにして、最初はショックを受けました。手術は患者に大きな影響を与えるものであり、外科医は厳しく選抜され訓練されているので、ルーティーンの手術は毎回予想通りの素晴らしいパフォーマンスで行われると思い込んでいたからです。実際に私が見たのは、シーズン途中で20打数0安打に終わり、すっかり自信を失ったバッターでした。多くの外科医と接するうちに、外科医は次のようなカテゴリーに分類されることがわかってきました。

　1）簡単そうに見せて、かつその製品（手術の出来上がり）は優れている。
　2）簡単そうに見せるが、製品は粗悪である（近道をしている）。
　3）難しそうに見える（てこずる）が、製品は良い。
　4）難しそうに見え、製品も粗悪である。

　外科医は習慣の生き物であり、卓越した外科医は優れた技術を習慣化するために努力を惜しみません。ほかの分野と同様、手術を効果的に行うには細部にまで注意を払う必要があります。私はこの重要性を強調するために、患者の体位とドレーピングを手術の独立した一項目として取り上げています。

　そのため、私のもとで働くレジデントは初日に体位とドレーピングの指導を受ける

という、泥沼のような1日を過ごします。例えば、肘関節鏡手術の場合、患者の肘を曲げて肩の高さより高くなるような体位をとり、枕の支えは、関節鏡の器具と競合しないように、胸から離しておかなければなりません。患者の体位を決めていざ手術を開始する前に、器具を用いた擬似的な手術を行い、セットアップが正しいかどうかテストします。正しくなかったり、完璧でない場合は、調節します。

次のステップはドレーピングです。手術は無菌状態で行われます。手を洗い、滅菌された高価なシートで術野を隔離します。しかし、チームが無頓着になってくると、ドレーピングが汚染されたり、滅菌されていない物や人に触れられたりすることが往々にして起こります。手術感染のリスクはもちろんですが、私が最も危惧するのは、感染リスクが劇的に上昇するというよりは、細かな点で完璧でなくなることが、優れた外科医への成長を妨げるのではないかということです。また、ドレーピングは手術のスタート地点であるため、ここでの問題がその後の手術に大きく影響するのです。

私は完璧なドレーピングに徹底的にこだわります。バスケットボールのジョン・ウッデン監督は、靴下の履き方を完璧にすることにこだわり抜きました。ウッデン監督は、UCLAでNCAAバスケットボール選手権を10回制覇し、88連勝、4回のパーフェクトシーズンを達成したことで多大な評価を得るとともに、「卓越性」を研究する人たちにとって基本となる人物でもあります。彼の細部へのアプローチは、よく見れば手術と非常によく似ています。ウッデン監督は、シーズン初日の練習で、チームを座らせ、靴と靴下の履き方をまず教えたのです。そうです、そんな基本的なところから始めたのです。

「バスケットボールは硬い木の床でするスポーツだ」、ウッデン監督はこのように教え始めたと言われています。「上手になるためには、方向を変え、ペースを変えなければならない。それは足に負担がかかる。足はとても重要だ。靴下のシワを全部取っておかないと……。広げて、引き上げて……この線は掴まないで、下に行くんだ、靴ひもの穴ごとに……一つ一つ、それだ。そして、そこに引き込んで……こうやって結んで……プレー中にほどけてしまう危険性は常にあるんだ。も

し、ほどけてしまったら、私は君たちを試合から外さなければならないかもしれない。練習中であれば、確実に練習から外す。練習を休めば、プレーする時間も短くなるし、私もちょっと苛立つだろう。」

　手術はすべてつながっており、小さなことが大きなことを引き起こします。すべての細部はほかの細部とつながって、全体の一部となっています。私はこれまで数百人の外科医、さらには年配のベテラン外科医のドレーピングをのべ何千回と見てきました。今ではドレーピングというたった一つの基本的なことで、多くのことが判断できるようになりました。

一流への SKILL

他人の意見・評価にこだわる人もいれば、
天候や四半期末のボーナスにこだわる人もいます。
私は、手術の細部にこだわります。

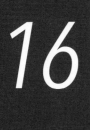

16 真似しまくれ

　成長過程にある外科医は、エキスパートの外科医の動きを真似ることに全力を尽くすべきです。時間が経つにつれて必ず上達し、頭で考えなくてもエキスパートの技術に似てきます。そして、さらに時間をかけて、自分のスタイルに仕上げていくのです。関節鏡手術では関節の中にカメラを入れて手術を行い、その様子をモニターで見ることができます。その場にいるほとんどの人が、モニターの画像を見るだけで終わってしまいます。**一方、手の動きを見ている研修医は、より多くのことを学び、そして手の動きを真似ることもできるようになるのです。**人差し指はどこにあるのか、器具は鉛筆のように持つのか、ゴルフクラブのように持つのか。ときには手術器具を逆さまに持つこともあります。

　私はフェロー時代、スキルラボでMCL再建手術の練習をし、体位の決定や術野展開は指導者を事細かく模したものです。才能が伸びていく過程では、誰もいないところでゴルフクラブやテニスラケットを素振りしたり、卓上でピアノを弾いたり、床に足を固定したまま架空のスラロームコースを滑ったりすることがあります。一見クレイジーに見えますが、ディーププラクティスの観点からは理にかなっているのです。本質的な動作以外をすべて削ぎ落とすことで、最も重要なこと、つまり正しい「背伸び」を作ることに集中できるのです。私は今、ジュリアード音楽院の講師からギターのレッスンを受けています。彼がコード進行と複雑な指使いを板書している間、私は彼の真似をしてエアギターを弾いています。そのうちに、「こ

のセクションをやってみろ」と言われるのは目に見えているからです。

一流への SKILL

手術室での名医の手術や、テレビの料理番組で
プロのタマネギの切り方を見ているとき、
手を自由に動かして彼らの動きを真似てみてください。

17 スイートスポットを特定する

　自分の能力の限界まで自分を追い込んだとき、あなたはスイートスポットに到達することができます。このスイートスポットこそが、あなたを最大に、そして最速で成長させる場所です。才能のある人は、例外なくスイートスポットを見つけています。「コンフォートゾーン」とは、物事が簡単で楽にでき、80％以上の確率で成功できるところです。　**「スイートスポット」は困難で、フラストレーションを感じ、エラーに注意を払う必要があり、苦戦を強いられ、完全に集中して取り組む必要があるところです。ここでの成功率はおよそ50〜80％です。**　さらに突き進んで「サバイバルゾーン」に到達すると、混乱、自暴自棄、猜疑心といった感情や、能力以上のことを課されているような感覚を呼び起こされます。成功率は50％以下です。**ここがスイートスポットかどうか確かめるには、「もしあなたがこれ以上ないというくらいに全力を尽くしたら、ぎりぎり達成できることなのか？」と考えることです。**

　外科に新しく入ってきたレジデントや医学生は、多くの場合、縫合用の結紮をすることから技術の訓練を始めます。これは比較的速いスピードで習得できます。ほとんどの人は、そのスキルは習得されたものと思ってしまいます。ところが、手術室での結び方は違います。手術用手袋を2重に装着して練習する必要があり、そうすると触覚が変化します。また、穴の奥深くでの結紮（深部結紮）も練習しなければなりません。引っ張ると切れてしまうような細い血管など、デリケートな部分

の縫合もします。体から離れたところでも結紮します。フェアウェイのど真ん中に
ボールを置いて練習するだけでは、ボールが轍や凸凹のある芝生、丘の上に置か
れることもある実際のゴルフの試合では通用するようになりません。

一流への SKILL

上達したい技術のあらゆる面で、
自分のスイートスポットを見つけるよう努力しよう。

18 「深く」取り組み、悪戦苦闘は受け入れる

　目を細め、あごを引き締め、鼻の穴を膨らませる――才能が開花していくとき、誰もが同じような表情をしています。何かに向かってひたむきに努力し「背伸び」し、挫折し、再び「背伸び」するときの表情です。このように、何かに全力で深くかかわるには、「完璧に仕留める」という姿勢をもって完全に集中する必要があります。スポーツ選手、音楽家、チェスプレーヤーなど、才能のある人たちは口をそろえて、**集中した（努力型）練習は精神的に疲れる**と言います。

　悪い練習の例として一つ挙げると、私はGPSをよく使います。コネチカット州のウエストポートからヤンキースタジアムまで、スポーツラジオやオーディオブックを聴きながら、GPSを使って運転します。その際、"1マイル先で右折して87 Southに入る準備をしてください"などというメッセージが流れます。ある日、GPSの調子が悪く使えないことがありました。何度もその経路を繰り返して走っているにもかかわらず、スタジアムにたどり着くのにてこずる自分の無力さをすぐに思い知りました。これは「努力のない繰り返し」の一例です。「努力型練習」とは対照的です。

　レジデントは、手術の際に「運転手（術者）」になりたがりますが、目的地がよくわかっていないことがあります。車の操縦、ブレーキのかけ方、ワイパーのつけ方などは学んでいるのに、指導医がいなければ、どこに行けばいいのかがわからないのです。

助手席に乗っていると、運転技術が身についていないように感じるかもしれませんが、道案内をしている間、ルートや交通状況を調べたり、ラジオをつけたりしています。いろいろなことをしているうちにだんだんうまくなっていくものです。ただ、ハンドルを握っていないというだけです。レジデントはハンドルを握りたがりますが、患者のアウトカムをより良くするという、最も重要な「目的地」にたどり着くためには、実はルートを勉強して熟知していることのほうが重要なのです。

　手術中、レジデントは午前7時から午後10時までずっと手術室にいたとしても、その間ずっと（手術における）GPSをオンにして頼り切っていた可能性もあります。「深く」取り組むとは、何分・何時間練習したかではなく、**質の高いレベルで「背伸び」や反復が何度できたか**で測られることを多くの人は知りません。時間ではなく、質の高い繰り返しを意識しましょう。才能のある人の多くは「練習が足りない」とはつまり、精神的な追い込みが足りないということだと考えています。

　ジョフ・コルヴァンは著書『Talent is Overrated』で、20世紀最高のバイオリニストの一人であるナタン・ミルシテインを取り上げています。ミルシテインは有名な教育者レオポルト・アウアーに師事していました。ミルシテインがアウアーに「私の練習は足りているのでしょうか」と尋ねたところ、アウアーはこのように返しました。「指を使って練習していれば、1日中かかるよ。でも頭を使って練習すれば、1時間半で同じだけのことができる。」

　一流への道を辿ることのできる人は数多くありません。マシュー・サイドは著書『Bounce』（邦題『才能の科学』）で、このように述べています。「人生には2つの道がある。1つは平凡に至る道、もう1つは一流に至る道だ。平凡に至る道はどんなだろうか。平坦で、まっすぐで、自動操縦でスムーズに、着実に、ほとんど苦労することなく進んでいくことができるだろう。つまずいたり、転んだりすることなく、目的地に到達できる。」

　「一方、一流への道は、まったく異なっている。険しく、辛く、大変なもので、非常に長く、頂上までたどり着くには最低でも1万時間は気の遠くなるような努力を続けなくてはならない。そして、最も重要なことは、挑戦者は旅のあらゆる場面でつまずき、倒れることを強いられるということだ。」

アルバート・アインシュタインは「愚行とは同じことを何度も繰り返し行い、異なる結果を期待すること」と定義しています。ディーププラクティスは、愚かな悪戦苦闘のように感じられます。精神的な苦痛を伴い、自分の根幹を揺るがすような失敗であると感じられるため、忌避しがちでしょう。しかし、それはスキルを開花させるために必要な養分なのです。自分の能力のぎりぎりのところで葛藤しなくてはなりません。筋肉が痛みなくして成長しないように、脳も痛みなくして成長することはできないのです。

12歳のとき、ギターの先生が椅子に座って、クラシックの曲を弾いてくれたのを覚えています。私はそれまでクラシックをまったく聴きませんでした。私は目を細め、精一杯集中しました。先生の指使いを見て、自分も同じように指使いを繰り返し、間違うたびに最初からやり直しました。10分ほど取り組んだところで、私はくたくたに疲れ果てていました。私は「僕はこれをマスターする。何も、絶対に何も、僕を止められない」と心のなかで叫んでいました。するとあるとき突然、私はコツをつかむことができました。そのことがさらに強く私を練習へと駆り立てたのです。先生から「こんなに早く覚えた生徒は初めてだ!」と言われました。私が「ディーププラクティス」の効力を実感した瞬間でした。練習は多少の不快を伴っていなければ意味がないのです。「必ずできるようになってやる」という心構えで悪戦苦闘を受容することは、とてつもなく大切なのです。

このような悪戦苦闘をするモチベーションはどこから来るのでしょうか? 自分の心の奥底から生まれたものだと直感的には思えます。しかし、心理学者のキャロル・ドウェックなどは、そうではないと主張しています。モチベーションはおおむね社会的なものであり、周囲の人々との関わりによって惹起される、つまり、自分の心のなかというよりも、周囲の人たちとのつながりのなかで生まれるものなのです。

一流への SKILL

不快であることに快適であれ。

19 自分は師匠より優れていると信じよ

外科の研修は、研修医が"師匠"のもとで働くという、徒弟制で行われます。その過程で私は、練習をさらに深めるためのテクニックに出会いました（Tip#18）。そしていつしか、師匠である外科医に無言で「挑む」ようになっていました。「なぜ、彼のこの手術はうまくいっていないのだろう」「骨腱接合部に縫合糸を通せば、もっと素早く強固に縫合固定できるのに」などと。

自分が師匠より優れていると信じたり装ったりすることは、練習の強度を上げることを自分に強いるための方法なのです。私は、悪戦苦闘を受け入れるために、手術の助手をするときは必ず「自分は師匠である指導医よりも上手に手術ができる」と信じて始めました。指導医の一挙手一投足を観察し、より良い展開、より良い固定、より良い動作効率、より良い器具、さらには手術チームとのより良い関係性さえ、ほかの選択肢を丹念に頭のなかで探っていったのです。手術中のすべての動きを把握しながら、自分自身と凄まじい対話をしていました。

これによって、助手であるという「受け身」の姿勢がなくなり、精神的緊張を非情なほどに強いられます。スポーツにおける単純練習と同じで、楽しいものではありません。若いバスケットボール選手がプレーしたいばかりでレイアップの練習をやりたがらないように、スポーツの反復練習は楽しくないもので、ほとんどの人はやりません。ただ、なかには師匠よりうまくなってやろうと挑戦する人もいます。

　私は手術を見ているときは、下手な動きが後になってどのような大きな困難につながるのかを予測したものです。執刀医はその困難に苛立っていましたが、私は何がこの混乱を生み出したのかを「知り、より深く理解した」ことに満足感を覚えていました。このような心理ゲームを、助手として手洗いするたびに実践していました。手術についての脳内会話が激しくて、精神的にとても疲れました。成長が遅い外科研修医は、指導医が正しく配置した筋鉤を、ただ言われるまま受動的に保持しているだけです。Tip#18の悪戦苦闘論で述べたように、手術のすべてのステップを疑ってかかることは、負荷がかかり疲れるものでなければなりません。ただし、自らの練習のために自分が執刀医より優れているふりをするという枠組みを作り上げはしましたが、執刀医の立場には敬意を忘れず、彼らが下す決断は常に尊重するようにしました。

　手術で能動的に学ぶもう一つの方法は、「この手術の実演を見るのは一度だけ、次回は自分一人でやらなければならない」と思い込むことです。その一度きりの機会をフルに活用し、次回は自分でできるようにしなければなりません。

一流への SKILL

師匠のプロセスを批判的に観察し、その改善策を探ろう。

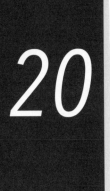

20 手術を細かく 分解せよ

何をやらせても上手な人がいます。ビリヤードで勝ち、卓球で勝ち、ゴルフで勝ち、川でのフライフィッシングで一番多く釣り上げ、ボードゲームのRISKで勝ち、スクラブルで勝ち、バイオリンを弾き、料理をし、DIYでオーダーメイドの家具を作る。このような人たちは、新しいことを追い求め挑戦します。彼らがこれほど多くのことに熟達できるのは、その精神的な構造によるものだと私は思っています。「痒い」と思ったなら、その痒いところに手が届くまで没頭するのです。こういった人たちは、IKEAの家具を組み立てられるような人たちです。このように、ごく少数の人たちが多くのことを得意とし、かつ成功もするのは、そのアプローチに理由があると私は考えています。ジョシュ・カウフマンの著書『The First 20 Hours』（邦題『たいていのことは20時間で習得できる』）にその方法が書かれています。カウフマンは、スキルを速やかに習得するには4つのステップが必要だと説明しています。

1）スキルをできる限り小さなサブスキルに分解する。
2）各サブスキルを学ぶ。
3）練習を妨げる身体的、精神的、感情的な障壁を取り除く。
4）最も重要なサブスキルを練習する。

です。

スキルを構成する最も小さな要素で、習得できそうなものは何でしょうか？　そ

の要素につながるほかの要素は何でしょうか？　どんなスキルを習得するにせよ、パターンはいつも同じです。全体を見る→最も単純な要素に分解する→それを元に戻す。その繰り返しです。一つの要素を練習してマスターしたら、それに次の要素をつなげます。例えば、音楽家は楽曲を序盤、中盤、終盤といったセクションに分け、それぞれのセクションを独立して練習してマスターした後に、最終的に一つの曲にまとめます。チェスは、オープニング、ミドルゲーム、エンドゲームのセクションで教えます。

　外科手術は、細かい一つ一つの要素がすべてです。どのような手術も以下の4つに分解できます。
　1）患者の体位決め
　2）術野の展開
　3）病巣の治療
　4）開放した組織と創の閉鎖

一流への SKILL

一流の外科医は、一流のシェフやチェスプレーヤーと同じように、手術の要素を分解し、その一つ一つをマスターしたあと、分解されたピースを再構築します。

21 ゆっくりやる

　新しいことを学ぶとき、どうしても課題の終わりまで急ぎたくなるものです。この早く学びたいという気持ちはとてもよくわかりますが、特にハードスキルに関しては、いい加減なところが出てしまう可能性があります。一時的なスリルを得るために、正確さと長期的なパフォーマンスを犠牲にしているのです。だから、**スピードを落としましょう。**

　超スローな練習は、拡大鏡のようなものです。自分の間違いをより明確に感じ取ることができ、それを修正することができるのです。スパルタク・テニスクラブでは「バレエダンサーのようなスローモーションでスイングする」、セプティエン現代音楽学校では「一度に一音ずつゆっくり歌って新しい曲を学ぶ」など、多くの才能の土壌で、ハードスキルを教えるためにスロー練習が使われています。ゴルフの歴史上、最も技術的に優れたスイングしたといわれるベン・ホーガンは、日常的に非常にゆっくりとした練習をしており、最終的にボールにコンタクトしたとき、ボールは1インチほどしか動かなかったといいます。大事なのは、"いかに速くできるかではなく、いかにゆっくり正確にできるか"なのです。

　外科手術にはそれぞれ、より重要な局面があります。重要な場面でのミスが悲惨な結果を招くこともある一方、別の場面であればたとえ少々の失敗であったとしても患者にほとんど影響を及ぼしません。同じように、海軍の戦闘機パイロットは、

空母からの離陸と着陸が飛行に最も重要であることを理解しています。優れた外科医は、手術中にいつスローダウンさせるべきかを知っていて、雑念を排除するのです。

一流への SKILL

まずはスローモーションで技術を完成させよう。

22 うまくできたときは、その場所をマークする

　練習のなかで最も充実した瞬間の一つは、完璧な反復練習が初めてできたときです。そのときは「フリーズ」してください。頭のなかで映像を巻き戻して、もう一度その動きを再生してください。そのときの感覚、リズム、身体的・精神的な感覚を記憶しておいてください。この瞬間を心に刻み、マークしておくことがポイントです。そこが今後何度も戻ってくるべき場所だからです。これは「ゴール」ではなく、その技術が自然にできるようになるまで磨き上げていく、新たなスタートラインなのです。クリーブランド音楽院Sato Center for Suzuki Studiesのキンバリー・マイヤー・シムズ[*1]が言うように、「**練習はうまくいったときから始まる**」のです。

　私は手術のスケジュールを立てるときに、似たような手術を連続して組むことがよくあります。これは、一件目の症例を終えて手術チームがうまく効率的に動くようにするためであり、また外科医にとっても完璧にこなす感覚を記憶する良い機会になるからです。最も単純な症例から始めて、より複雑な症例に進んでいくことで、自信をつけることができます。すべての症例には、序盤と中盤と終盤があります。複雑な症例における局面は、実は単純な症例の一部を再現していることが多いのです。まず簡単な手術を行ってうまくいってから、その日のうちに後続の手術で繰り返すという方法も、「うまくいってから繰り返す」戦術の一つと言えます。手術のある局面が完璧に行われた場合、外科医はそれを詳細に書き留めることで「固定」し、その後の手術で繰り返すことでさらに強固なものにできるのです。

一流への SKILL

一度うまくいったら、有頂天になる前に
あと5回は正しく繰り返そう。

---

*1　バイオリン指導者。スズキ教育学プログラムにより多くの演奏者、指導者を養成している。

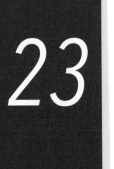

23 皮膚切開を
小さくしてみる

　反復練習の回数と強度を上げてより「深い」ものにしたいときは、スペースを小さくすることです。その好例が、世界最高峰のサッカーチームとして名を轟かせているFCバルセロナが採用している方法です。方法は簡単です。必要なのは、バスルームよりわずかに広い部屋、2人の選手、1つのボールだけです。ボールを相手に奪われず最も長くキープできた選手が勝ちとなります。このちょっとしたゲームは、ボールコントロールという超重要なスキルだけを抽出して「圧縮」したものです。素早く判断しなければならない難しい局面を連続的に作り出すことによって、プレーヤーは瞬時の反応を求められ、鍛えられていくのです。

　ダニエル・コイルは、これを物理的な空間以外にも応用することを述べています。例えば詩人や作家は、俳句や短文のような制限された形式を採用することで、創造する分野を限定しています。コメディ作家はTwitterの140字という文字数制限を利用して、自分のスキルを磨きます。企業も同様に「圧縮」の恩恵を受けられます。トヨタの新入社員研修は、設備をおもちゃのサイズまで縮小したレプリカを用いて、組み立てラインを一室に再現して行います。このミニトレーニングは、実際の生産ラインでのトレーニングよりも効果的であることがわかっているようです。

　自問自答してみてください。これらの「背伸び」を作るために必要な最小限の

スペースはどのくらいでしょうか？　速やかで簡潔な反応を妨げている余分なスペースがどこかにありませんか？

　手術では、しばしば理想的な皮膚切開をマーキングしてから、切開部分を短くすることがあります。なぜでしょうか？　患者にとっては侵襲が少なくなり、傷跡が小さいほうが満足するだろうという考えからです。しかし、そうすることで外科医にさらなるプレッシャーがかかることも事実です。ほかの手術器具との競合が激しくなり、より手術の難易度が上がり、視野も制限されます。小さな切開では、より深い集中力と組織操作の技術的なスキルが要求されます。また、ミスを犯すリスクも高まります。整形外科では「低侵襲」手術がマーケティングツールとなっていますが、数多くの調査研究により、低侵襲手術の導入初期には合併症の発生率が高いことがわかっています。合併症は、おそらくスイートスポットでの作業の産物なのでしょう。患者の合併症を避けつつも、技術向上のためには、皮膚切開を徐々に縮小していきましょう。

一流への SKILL

巨匠たちは、自分の技術に負荷をかける
新しい方法を常に見つけます。
あなたも自分に負荷をかける
自分なりの方法を見つけて挑戦してください。

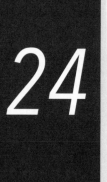

24 本から学ぶには、本を閉じよ

　ほかのプロフェッショナルな職業と同様、手術も生涯を通じての学習が必要です。学ぶべき情報の量は爆発的に増加しているため、いかに効果的に学習するかが、手術をマスターするための重要な要素になっています。ダニエル・コイルは記憶における新しい概念を述べています。本の10ページ分が出題されるテストを1週間後に受け、30分の勉強時間があると仮定した場合、どのような勉強をすればより良い成績が取れるでしょうか？

　A）その10ページを4回続けて読み、暗記しようとする。
　B）その10ページを1回読み、<u>本を閉じて</u>1ページで要約する。

　両者の差は歴然でした。Aの戦略をとる人に比べて、Bの戦略をとる人のほうが長期的に50％も多く記憶できていることがわかったのです。これは、あらゆるディーププラクティスにおける最も基本的なルールの1つである、「学習は「背伸び」すること（Tip#8参照）」に合致します。本を読むという受動的な作業は比較的楽なもので、温かい風呂に入るように言葉に浸かっているだけです。これでは、スイートスポットに到達することはできません。「背伸び」が少なければ、学びも少なくなります。

　一方、本を閉じて要約を書くことで、キーポイントを把握し（一つ目の「背伸

び」、そのアイデアを理解しやすく整理し（二つ目の「背伸び」）、ページに書き込む（さらなる「背伸び」、および反復）ことになります。「より多くの『背伸び』がより多くの学びにつながる」という方程式は常に同じなのです。

　多くの外科医は、ある手術について本を読み、それを実際に患者でやってみることで、その手術をやり遂げることができると考えています。しかし、それよりも、本を読んでから、その症例を紙に書き出し、一つ一つステップを追って詳細に説明するほうがより良い方法です。さらに良いのは、各ステップを詳細に書き終えたら、紙をクシャクシャにしてもう一度初めからやることです。このメンタルリハーサルをすることで、手術のどの部分が理解できていないのかをはっきり理解することができます。手術の各ステップを最初から最後まで頭の中でイメージするのは、精神的に非常に疲れますが、とても強力なツールになります。

　外科医は、手術の能力を伸ばすために、客観的な指標を作り出す必要があります。例えば手術の前夜、手術書を読んで手術に備える代わりに、手術の各ステップを書き出して教科書の記述と比較し、勉強方法を調整してみましょう。完璧にできるまで繰り返し、さらにもう一度やって、なぜ手術の各ステップがその順番で行われるのかを自問し、理由を探るのです。

一流への SKILL

本を読んだり、動画を見たりしよう。
そして、立ち止まって**要約**を書こう。
それが最強の学び方です。

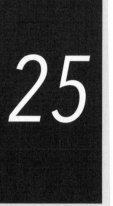

25 手術記録は常に手術前に書け

　手術の最大の見せ場は二度作られます。まず頭のなかで作られ、次に手術室で作られます。すべての手術には、手術適応、術中所見、および実施した手術の詳細を説明した文書が法的に必要です。手術記録は、各患者の法的な医療記録の一部となります。手術前に手術記録を書いておくことは、術式の一つ一つのステップを考えて手術計画を立てることになるため、素晴らしい訓練になります。これにより手術のリハーサルが行われることになり、悲劇的なミスを回避するのに役立ちます。多発性の膝靱帯再建術のような複雑な手術になってくると、実際の手術の前に何度も書き直さなければならないこともあります。

　ニューヨーク・ジャイアンツのヘッドコーチであるトム・コフリン氏が、「徹底した準備によって勝利する権利を得る」と表現したように、手術も入念な準備により「成功する権利を獲得する」のです。コフリン氏はさらにこう言っています。「よりよいパフォーマンスを実行したいと思ったら、その前に手順を書き出し、それを分析すればいいのです。」

一流への SKILL

コンテスト、練習、挑戦に臨む前には、
それがどのようなものであれ、
「どう実行するか」と「期待される結果」を
あらかじめ書き留めておくことです。

26 パフォーマンス直後に
練習せよ

　このTipは、演奏や試合、競技の直後の新鮮さについての話です。パフォーマンス直後というのは、おそらく一番練習をやりたくないときでしょう。しかし、この「直後練習」は（あなたが完全に消耗しきっていない限り）実はパフォーマンスのあとに最初にすべきことなのです。自分の弱点に的を絞って修正するのに役立つからです。ゴルファーのジャック・ニクラウスは「実際のラウンドの後にはいつも最も有意義な練習ができる。」と述べています。「ミスが頭の中に新鮮に残っているから、練習用のティーグラウンドでそのミスに特化した練習をすることができるんだ。」

　手術の後、あるいは手術以外の診療の後、私は一人で部屋に入り、どうすれば改善できるかを意識してその日の出来事を振り返ることにしています。その際、その症例の改善点だけでなく、次の症例でどのように改善するかということも含めて、自己批評を行います。例として、グラフトを通すのに苦労した場合、次回はグラフトをより整え、サイズ調整します。もう二度と同じミスはしません。解決策を考え出すことは、ただ単に問題を認識するよりも良いことです。常に解決策を考え出す努力をしましょう。手術直後に手術を振り返り反省しましょう。友人と症例について話し合いましょう。ノートを見直して、どこが逸脱していたかを見つけましょう。最も重要なことは、何が悪かったのか、なぜそうなったのかを特定することです。そして、二度と同じことを繰り返さないと自分に約束するのです。

　私は最近、肘の裏側にある「肘頭」という骨の骨折の治療に苦労しました。この肘頭は大きくずれて、破砕されていました。手術では、スクリューとプレートで骨折を固定しようとしていました。ところが、透視装置で整復とスクリューの配置の質を評価したところ、骨折の位置がずれてしまっていることがわかりました。私はすべてを最初からやり直す決断をしました。プレートとスクリューを取り出してもう一度やり直し、最終的な整復と固定は満足のいくもので、実際かなり良い出来でしたが、やり直すことになってしまったことは学びの機会になりました。手術後、私はフェローと会ってこの症例を検討し、一緒に分析しました。そして、今後簡単に実行できる5つの改善策と選択肢を思いついたのです。その1週間後、私はその改善策をもとに、同じような骨折を治療しました。もし、手術後に改善策に取り組んでいなかったら、後で思いつくことはなかったでしょう。

一流への SKILL

**次回のパフォーマンスを向上させる改善点を
5つ思いつくまで、パフォーマンス後に練習・検討しよう。**

27 R.E.P.S.テクニック を使って練習する

　ダニエル・コイルは、本書ですでに説明したTipを採り入れ、スキルアップの効果を最大化するためのシンプルなテクニックを紹介しています。これはR.E.P.S.とよばれる実践的なレシピで、それぞれの頭文字がディーププラクティスの重要な要素を表しています。

R（Reaching and Repeating）――「背伸び」と反復
E（Engagement）――没頭
P（Purposefulness）――目的意識
S（Strong, speedy feedback）――強く、迅速なフィードバック

では、それぞれを定義してみましょう。

要素1：REACHING AND REPEATING（「背伸び」と反復）。その練習では、自分の能力の限界レベルに到達し、繰り返すことができていますか？

　これがスイートスポットを見つける方法です。練習の際には、常にスイートスポットにいることを確認しましょう。

要素2：ENGAGEMENT（没頭）。その練習は熱中できるものですか？　目標に向かって突き進むために、感情を必要としますか？

　これは、没頭すること、悪戦苦闘を受け入れること（Tip#18）、師匠よりも優れたふりをする・またはそうなるように努力すること（Tip#19）に関するヒントをまとめたものです。あらゆる状況やトレーニング環境から、最大限の強度を引き出しましょう。

要素3：PURPOSEFULNESS（目的意識）。その課題は、あなたが築きたいスキルに直結していますか？

　自己分析をして、自分にとってどの分野の改善が最も必要で、どの分野がパフォーマンスにとって最も重要かを判断しましょう。例えば、あなたが高い技術をもつサッカー選手であっても、コンディショニングが不十分であれば、試合の後半に良いパフォーマンスを発揮することはできませんし、持続性や集中力のある練習をすることもできません。そうなると、スキル向上を見込めるようなコンディション調整をすることが最も理にかなっていることがわかります。

要素4：STRONG SPEEDY FEEDBACK（強く、迅速なフィードバック）。学習者は、自分のパフォーマンスについて、うまくいったところ、いかなかった（失敗した）ところなど、正確な情報を次々と受け取ることができますか？

　バッターがアウトをとられてダグアウトに入り姿を消すとき、その選手は飲み物をとったり、靴を履き替えたりしているのではありません。最後のスイングを見直すためにビデオルームに行っているのです。すぐにフィードバックを求めましょう。外科医は自己反省することができますし、研修医であれば手術後すぐに指導医からのフィードバックを求めることができます。フィードバックが常に利用できる状況が必要なのです。フィードバックがないのは、シェフが料理を試食しないようなものであり、ゴルファーが丘を越えて打ったボールの飛距離を把握できないようなものであ

り、ミュージシャンが耳栓をしているようなものなのです。

　この要素の考え方はシンプルです。2つの練習方法から選択する場合、あるいは新しいテストやゲームを考案する場合、4つの要素、すなわちR.E.P.S.が最も高いものを選びます。ここで重要なことは、**練習方法の設計に注意を払うことです。**R.E.P. S.に則って方法を少し変えるだけで、学習速度を大きく向上させることもできます。

一流への SKILL

「常に自問自答すべき重要な質問は、

『あなたは正しいことに時間を費やしているか?』

ということです。なぜなら、

時間はあなたがもっているすべてだからです。」

——ランディ・パウシュ『最後の授業』より

PART 3

マスターの域への到達

やる気、グリット (grit：やり抜く力)、
分析的誠実さを身につける

　クエン酸回路は、好気性生物がエネルギーを生み出すための化学反応で、非常に複雑なものです。どの外科医も皆、大学で生物学の必修科目としてこれを学んできています。クエン酸回路を完全に理解するためには、膨大な量の勉強が必要です。多くの学生は一生懸命勉強して、「マスターした！」と胸を張ります。どういうわけか、数年後外科医になったこれらの「元学生」は、手術の練習や準備の際に、解剖学の本質的な基礎を理解することや、手術の手順を熟知することを、クエン酸回路を学んだときと同じようには重要視してくれません。自宅から職場まで運転手が送迎してくれるかのように、指導医がのんびりと手術の手順を教えてくれると期待してしまいがちなのです。

　外科医は患者に最善を尽くすことが責務であり、クエン酸回路の勉強に費やしたときの100倍の努力を求められるべきだと思います。現在の外科技術で最適な医療を提供する準備よりも、はるかに多くの労力を学生時代にクエン酸回路の勉強に費やすのはなぜなのか、理解に苦しみます。

外科医は日々、至高の試練に直面しています。患者は、外科医が素晴らしい手術を行ってくれるという確信のもとに、手術を任せています。私は研修医にこのように教え込んでいます。「これから助手を務める手術のための勉強よりも、クエン酸回路のテストのための勉強のほうが一生懸命やったというのなら、それはすでに失敗しているのだ」と。若い外科医は、自分が受けた試験や知識を得るために作り上げたシステムを、手術の準備や手術の知識・技術開発に対しても極限まで応用しなければならないことを肝に銘じるべきです。逆説的ですが、これらの能力が最も必要になる医療の現場で、逆にその能力を封印してしまっている研修医がいるようです。おそらく、それ以前の人生は、学校で良い成績を取ることがすべてだったからでしょう。長年の学校教育や外科トレーニングによって形成された教養によって、自分を信頼してくれる人々にできうる限り最高の医療を提供するという、新しい最高の目標と試練を課されなければならないのです。

クエン酸回路をマスターする動機は、外発的動機付けの理論で説明することができます。外発的動機付けとは、ある結果を得るために行動することを指します。よくある外発的動機は、望ましい行動を示したときの報酬（金銭や成績など）と、誤った行動をしたときの罰です。「競争」は、単に活動を楽しむだけの内発的報酬を享受するためではなく、勝とうとし、他者を打ち負かそうとする欲求を伴うので、外発的動機付けです。応援団や、トロフィーを獲得したいという欲求も外発的動機付けの例です。

患者を治療し、その生活の質を向上させることは、また別のエンジン（内発的動機）によるべきです。 社会心理学の研究によると、外発的な報酬は、その後の内発的な動機付けを低下させる可能性があることが示唆されています。ある観察研究では、絵を描いてリボンと金色の星をもらった子どもたちは、ランダムに報酬をもらった子どもたちに比べて、その後絵の具で遊ぶ時間が少なかったそうです。

28 自分の手術を採点する

　私は、手術を終えると、自分自身にABCでグレードをつけ、それを研修医やフェローと共有しています。多くの場合、採点は厳しいものです。これは、自己批判を促すためです。才能が開花するまでには、小さなテストがたくさんあります。テストは科学的なものではなく、評定として扱われるものでもありません。むしろ、パフォーマーとその指導者が考案した、目標に沿ったトレーニングのようなものです。例えば、タイガー・ウッズは、毎日一定の距離内のショットを一定の割合で打たなければならないというテストを作りました（例「8番アイアンの80％は20フィート以内」）。私は分析をさらに詳細なものにするために、手術の個々の要素ごとに採点することがよくあります。改善すべき点はメモを取り、定期的に反省しています。次の手術に備えるときは、同じ失敗を繰り返さないような、強固な計画を立てています。

一流への SKILL

前回のあなたのパフォーマンスは何点でしたか？
それについてあなたはどうしましたか？

29 エゴを捨てる

手術には心理的な葛藤がつきものです。患者の身体と未来を危険に晒したかもしれないと認めることは、外科医の理想像に反すること（エゴジストニック）でしょう。「**自己批判ができないこと**」は、おそらく中堅の外科医に最もよくある上達への障害物です。ミスを無視することからミスを最大限に活かすことへ移行する能力の有無は、一流と二流とを区別する最大の特徴であるかもしれません。

　自己批判の力は偉大なので、私は個人的にはこのプロセスをときに誇張して行います。自己批判は「スキルを身につけるためのスキル」だと考えてもいいかもしれません。自己批判をするには練習が必要で、心をこめてマインドフルに行う必要があります。私は時間をかけて、自分が行った各手術症例の良かったところ、悪かったところをメモします。また、心配するエリートアスリートや幼い子どもの親へ診断をどう伝えたかに対し、自分が感じたことを書き留めています。「A」の自己評価を下すことはめったにありません。

　一流の外科医は常に自分を外側から見ています。これは「メタ認知」または「自己観察能力」とよばれる資質です。トップ・パフォーマーは、常に自分に対してより厳しく、より具体的な批判をすることを常とし、不振を他人や状況のせいにすることはありません。一般的なレベルの外科医は、結果が悪いのは自分の力ではど

うにもならないと考え、機器や麻酔チーム、研修医のせいにしがちです。一流の外科医は個人で責任を負います。一流のゴルファーがそのとき吹いていた風のせいには決してしないのと同じことです。

外科医が自分自身に対して正直なフィードバックをすることができないのは、なぜでしょうか？　その答えは、「認知的不協和」の理論にあるのかもしれません。「認知的不協和」とは、強い期待が現実と合致しないときに感じる、苦痛を伴う精神状態のことで、不安感、つまり不協和を生じさせます。自分は患者に害を及ぼさない良い外科医だと信じていたのに、実際にミスをして患者を傷つけてしまったという不協和は、外科医に精神的ダメージを与えます。

ギリシャの詩人イソップの「酸っぱい葡萄」は、この話にちょうど合った寓話です。夏の暑い日に散歩していたキツネが葡萄園にさしかかったときの話です。喉の乾いていたキツネは葡萄の木に忍び寄ります。そして大きく実って紫色に熟れきった葡萄の実をじっと見つめます。前足をつるの幹に当てて首を伸ばし、果実に手を伸ばしましたが、高すぎて届きません。苛立ったキツネは、もう一度、上に向かって飛び上がりますが、顎はわずかに葡萄に届きません。三度目の正直で、思いっきり跳び上がりましたが、結局固い地面に仰向けに着地してしまいました。葡萄はまったく動きません。キツネは鼻をツンとたてて言いました。「これはまだ熟していない。酸っぱい葡萄なんか食べるもんか!」そして、森に帰っていきました。

ロルフ・ドベリは、著書『The Art of Thinking Clearly』（邦題『Think clearly』）で、キツネがこの葛藤を解決する方法として、次の3つを挙げています。1）どうにかして葡萄を手に入れる、2）自分の技術が不十分であることを認める、3）起こったことを振り返って解釈し直す（認知的不協和反応）。

ある有名な手外科医が、手首にある舟状骨という小さな骨が二つに割れているのを手術していました。手術の最初の目的は、骨が生きているかどうか、つまり十分な血液供給と治癒能力があるかどうかを判断することでした。舟状骨はもともと血液の供給が悪く、骨折後の治癒が予測できないことが整形外科の医学ではよ

く知られています。もし、骨に生存能力がないのであれば、切除して廃棄しなければなりません。生きているのであれば、ネジで固定します。

　その外科医が生存能力を評価するために舟状骨を操作したところ、靱帯から外れ、固定していた鉗子からも外れて手首から飛び出し、床に落ちてしまいました。手術室は気詰まりなほど静かになり、助手や看護師はまさに一時停止状態となりました。外科医はしばらくためらった後、「この骨は生着しないので廃棄する」と言い切りました。麻酔科医も含め、その場にいた全員が、外科医の苛立ちや怒りが「骨は死んでいる」という一言で完全に吹き飛んでしまったのを感じました。

　研修医時代のある日、私は足首の骨折の手術を手伝っていました。上級医が執刀していて、その手術技術は平均よりもはるかに高いとも聞いていました。足首の内側にある内果という部分の骨が折れて異常に回転していたため、メスで靱帯や組織の切離を行っていたのですが、その際、後脛骨筋腱という足の大きな腱を誤って切ってしまったのを私は目撃しました（この腱が正常に働かないと、足のアーチが崩れて偏平足になります）。腱の切り口はメスの切開の動きと同じ方向で、創にはすり傷などの外傷の特徴はありませんでした。骨折の端は、割れたガラスのように鋭利であることが多いのですが、腱の切れ目に対して垂直でした。つまり、骨折端が腱を切ったということはきわめて考えにくい状況です。明らかにメスで物理的に切断しているにもかかわらず、また切断方向が骨折片とは異なっているにもかかわらず（そう、これが『ロー＆オーダー』*¹のエピソードなら、メスが腱を切断したに違いないと検視官が証言したでしょう）、その外科医は、骨折が腱を切断したと宣言し、驚きを表しさえしたのです。彼は、20年間このような怪我を治療してきたなかで、内果骨折が後脛骨筋腱を切断したのを見たことがないとまで言っています。今でもその外科医は、自分が腱を切っていないと正直に信じているのだと思います。それくらい、思い込みの力は強いものなのです。

---

*1　1990〜2010年に放送されたディック・ウルフ制作の刑事・法廷ドラマ。2022年に新シーズンが放送開始されている。

　外科医が悪い結果に対処する方法はさまざまです。医師の過誤訴訟の多くは、合併症や疾患を見落とし、治療の遅れや間違った治療を行ったことから来ています。ジョゼフ・T・ハリナンは著書『Why We Make Mistakes』（邦題『しまった!「失敗の心理」を科学する』）で、米国では毎年4万4千人から9万8千人の患者が予防可能な医療過誤で死亡していると考えられていることを明らかにしました。ハリナンは、手術室は、民間航空会社のコックピットと雰囲気がきわめて異なると述べています。手術室には外科医を頂点とするヒエラルキーがあります。一方、コックピットはそうではありません。乗務員は機長、副操縦士、航空機関士で構成され、何か不都合があれば階級に関係なく声を上げることが奨励されます。**ミスを指摘することに関しては、誰もが平等なのです。**

　エゴが強い職業というものがあるようです。アメリカ、ヨーロッパ、イスラエルで、パイロット、医師、医療従事者など数万人を対象にしたアンケート調査で、非常に興味深い結果が得られました。上級スタッフの決定に下級スタッフが自由に意見できるかという質問に対してイエスと答えたのが、航空会社のパイロットでは97％だったのに対し、外科医では55％にとどまったのです。また、パイロットは自分のできること・できないことの限界を認める姿勢がはるかに強いという結果も出ました。アンケートによると、「疲労しているときでも、重要な局面では効果的なパフォーマンスができるか?」という問いに対してイエスと答えたのは、パイロットでは26％のみであったのに対し、外科医では70％にも上りました。

　私は最近、M&Mカンファレンス（外科医が集まって合併症・死亡症例を分析し、今後それを避けるための対策を話し合うカンファレンス。制限がかけられており、秘密も守られる）で、質問を投げかけました。あるフェローが発表した症例は、関節へのネジの挿入が不適切で、急速に関節破壊を引き起こす可能性がありました。再手術を行い、ネジの位置を修正しなくてはなりません。手術室では毎日午前7時から1件目の手術が始まります。合併症の起こったこの手術は夜8時に始まっており、1件目の手術から13時間後、外科医も何度目かの手術で体力を消耗した後に起こっていました。私は、このような長時間の手術日という状況のもと、ネジの配置を間違えた要因として「疲労」の問題を提起しました。手術に参加し、

カンファレンスで合併症について説明しなければならなかったこのフェローは、疲労が要因だとは感じなかったとその場では述べました。しかし、後でそのフェローとこの症例についてさらに話し合ったところ、彼は自分の意見を変え、疲労が要因であると結論づけたのです。

ジョシュ・カウフマンは著書『Personal MBA』で、「分析的誠実さ」とは、もっているデータを冷静に測定し分析することであると述べています。私たちは、自分が他人にどう見られているかを本質的に気にしており、それゆえ、物事を実際よりも良く見せようとする動機付けがあります。このようなバイアスは、外科医の成長にとって非常に大きな妨げとなります。

この個人レベルの特徴は、システムや病院レベルにも当てはまります。ハーバード・ビジネス・スクール リーダーシップ・経営管理のノバルティス寄付講座教授であるエイミー・エドモンドソンは、ある驚くべきことを発見しました。経営状態が良い病院は、経営状態の悪い病院よりも10倍もミスを報告していたのです。さらに調査したところ、本当の違いはミスをすること自体ではなく（どの病院もミスの量はほぼ同じでした）、ミスを「報告すること」にあったのです。経営状態の良い病院はミスは議論と改善のチャンスと見なす、オープンで透明性の高い方法で運営されていたのです。一方、経営状態の悪い病院は、恐怖、不安、沈黙に満ちていました。従業員はミスを認めると「首が飛ぶ」と思っていました。つまり、良い病院は必ずしもより頭が良いわけでも、より才能があるわけでもなかったのです。ミスを隠さずに白日の下にさらすことができる「心理的な安全地帯」が保障されていたのです。

ジョー・ジラルディは背番号27をつけ、ヤンキースを27度目のワールドチャンピオンに導いた監督です。私の招待を受け、病院のリーダーを集めた壮行会で講演をしてくれたことがありました。その会は放射線科、患者サービス、内分泌科などさまざまな臨床部門のリーダーが集まり、1月に行われます。ジョーは、自身の家族が病気になったときの、医師との心温まるエピソードを披露してくれました。その後、質疑応答の時間が設けられ、会に参加した約1,000人の従業員のなかから

「医師や医療スタッフの集団を率いている私たちに、集団のパフォーマンス向上について何か良いアドバイスはありませんか?」という質問が投げかけられました。ジョーは即座にこう答えました。**「あなたの病院のスタッフと同じように、ヤンキースはスター選手が揃っています。そのような選手たちがチームの目標に一丸となって努力して優勝するためには、全員が自分のエゴを球場の入り口に置いていかなければなりません。オールスターのチームでは、エゴはパフォーマンスを妨げる最大の障害となるのです。」**

個人的な認知的不協和にどう対処するか?　私は、間違いを犯しても、それについて話すことをよしとする環境を作っています。ミスは学びの機会であり、外科医の腕前を証明するものではないと考えます。また、(特に手術がうまくいかず、感情が高ぶっているときには)チームのメンバーから何か提案があったら、すぐに拒否してしまう前に、そのメリットを考えるように日ごろから自分に言い聞かせています。

エラーから真剣に学ぼうとする人は、残酷なほど正直に分析しつつ、認知的不協和を理解して対処します。

一流への SKILL

**手術の達人となるためには、
エゴを捨て、「自己批評」を最強の武器にしよう。**

30 間違いは、成長のために積み木を重ねていくようなもの

　自分の能力の限界であるスイートスポットに到達して超えていくとき、脳内の新しいつながりは強化され再構築されていきます。間違いは本当の意味での間違いではなく、正しいつながりを構築するための情報です。間違いに注意を払って修正すればするほど、脳のなかで正しいつながりが構築されます。

　Tip29で説明したように、私たちの多くは間違いに対してアレルギー反応を示します。
　ミスをしたとき、私たちは本能的に目を逸らし、無視し、ミスをなかったことにしようとします。しかし、それこそが間違いです。間違いは改善のための道しるべになるからです。脳スキャンの研究によると、人はミスをした0.25秒後に次の2つのうちどちらかをするそうです——ミスを凝視するか、無視するかです。ミスに深く注意を払う人は、そうでない人に比べて格段に多くのことを学びます。間違いはすぐに対処し、深刻に受け止めましょう。ただし、あなた自身を否定するものだとは決して受け止めないようにしましょう。ミスが起こったプロセスを見つめることで、事実を再解釈することができ、スキルアップのための手段とできるのです。

　すべての失敗からできるだけ多くのことを学びましょう。間違いは目に見えていなくてもそこにあります。ミスを探し、それを可視化しましょう。失敗という負のエネルギーを、正の行動に変えましょう。当然、手術ではミスをしないほうが良いです

が、ギターを習うように正しい技術を繰り返した後に、また間違えたときの感覚を再確認し、そして再び正しい方法で継続することが大切です。

一流への SKILL

上達するための最も効果的な道具
——それは「間違い」です。大切にしよう。

31 （ミスや失敗に関して）ポジティブな考え方を身につける

マイケル・ジョーダンはナイキのCMで、「私は9,000本以上のショットを外してきた。300試合近く負けて、26回勝負を決めるショットを任されて失敗した」と公言しています。このように失敗を受け入れることは、ポジティブ・マインドの証となります。スタンフォード大学の心理学教授でモチベーションの研究をしているキャロル・ドウェック氏は、小学6年生を対象に、人は生まれつき決められた才能や知能があるという「固定思考」と、努力次第で知能を獲得できると考える「成長思考」のどちらをもっているかをアンケートで調べる実験を行いました。被験者には、段階的に難しくなる問題やパズルが与えられました。その結果、難易度の高い問題では、「成長思考」組が「固定思考」組を圧倒したのです。これは固定思考の人たちは困難を避ける傾向にあり、成長思考の人たちは適切な努力が成果につながると考えることに一因があります。私はコロンビア大学1年生のとき、サッカーである壁にぶつかりました。マンハッタンの先端にあるベイカー・フィールドで、年上の熟練した選手たちに囲まれて怖気付いてしまったのです。年長の選手たちは私の自信のなさを敏感に嗅ぎ付け、積極的なプレーができない選手に容赦しませんでした。私は、ボールを受けるためにフリーになることを避けるようになりました。

そこで、どうしたらもっとうまく、もっと楽しくプレーできるかを考えてみました。その方法はシンプルで、「全米屈指の選手たちとハイレベルなプレーをする最高の機会に恵まれている」と認識することでした。なぜ子どものころに裏庭でサッカー

をしていたときのように、自分の実力を披露し、プレーを楽しむために、ボールを
ほしがらないのか？　このチャンスを利用しない理由がどこにあるのか？　失敗を恐
れる必要がどこにあるのか？　デレク・ジーター[*1]は、スランプに陥っているチーム
メイトに、「とにかく打席に立って、批判的なファンや記者のことは忘れ、楽しめ。
失敗を恐れるな」と言っていました。実際、ジーターは現役最後のホームゲーム
の試合後のインタビューで、「（僕の守る）ショートにボールが来ないことを祈って
いた」と述べています。これは、最後の試合開始時に感じていた激しい感情に対
してのものでした。試合は2014年9月25日、彼がサヨナラヒットで勝利する展開と
なりました（動画リンク[*2]）。キャリアエンドの試合という感慨のなかでも、「失敗を
恐れずチャンスに集中する」「とにかく楽しむ」という彼自身のアドバイスを自分で
守り、最後の試合をしっかり自分のものとしたのでした。

　外科医はポジティブなマインドセットを維持し、失敗の可能性を受け入れつつも、
実際の手術では失敗への恐怖心をなくし、成功を喜ばなければなりません。失敗
したときは受け入れ、そこから学ばなければなりません。決して「私はそういう人
間なんだ」と自分を定義付けしてはいけません。ジーターはポジティブな成長思考
を維持し、どんな状況でも最適なパフォーマンスができるよう集中力を高めて打席
に入ることと、三振するかもしれないというネガティブな考えではなく、常に楽しん
で打席に立つことを忘れずにいることで、失敗の可能性を受け入れているのです。
デレク・ジーターの守備でのファインプレー後のガッツポーズや、ヒットで一塁を
回ったときに手を叩いたりするのに相当するものが、外科医にもあるはずです。

一流への SKILL

**成長するためには、ポジティブになること、
そしてポジティブであり続けることが必要です。**

＊1　　1995〜2014年にニューヨーク・ヤンキースで活躍した元プロ野球選手。
＊2　　動画リンク（最終閲覧日2023年2月28日）
　　　　デレク・ジーター最終打席　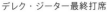

32 ブルーカラーな 外科研修先を選ぶ

　贅沢は努力を遠ざけます。世界中の才能が育つ場所は豪華とは程遠いことがほとんどです。シンプルで質素なスペースで「背伸び」をし、繰り返し、悪戦苦闘するという、目の前にあるディーププラクティスのタスクに集中させるのです。子どものころ、私は日曜日の試合には一番おしゃれでかっこいいサッカージャージを着たいと思っていたことを覚えています。ストライプでツートンカラーのものでした。一方大学では、背番号のついたただのコットンTシャツを着ていました。どうしてでしょうか？　シンプルで質素でいることで、よい働きをしようという意欲と意図的な練習が際立ち、それをより高度なものにしようとかき立てられるからです。ほかのチームに恐怖心さえ与えます。

　研修医たちの多くは、「豪華な環境」での研修を望みがちです。術中にX線装置をリアルタイムに動かしてくれる技師、採血チーム、患者に対する雑務を担当してくれるPA（physician assistant）などのある環境です。私の研修医時代には、そのようなスタッフや設備は一切ありませんでした。医学生として産婦人科に配属された初日、私は患者の採血の仕方を一度だけ見せてもらい、翌日から6週間、朝6時の回診に間に合うよう朝4時半から、産婦人科の患者28人全員の採血をしました。整形外科のレジデントになってからは、手術開始前にすべての手術機器をチェックし、術中のX線Cアームは自分で操作しました（Cアームの使い方はその場で覚えました）。このように「見て学ぶ」プロセスではなく、実践的に「やって学

ぶ」"work and do"の信条で思考的なコンピテンシーが生まれました。スパルタな環境で行われる能動的な準備と、より多くの責任を負うことがもたらす加速的なパワーに比べると、豪華な環境で受動的な見学をしながらトレーニングする外科医は、どうしても成長が鈍ってしまうのです。

傍からは、一流の人は魅力的で楽な人生を送っているように映るかもしれません。しかし、よく見てみると、彼らは多くの時間を自分の技術の訓練に費やしていることがわかります。彼らのマインドセットは尊大や傲慢とは真逆のものです。100%体を動かして働くブルーカラーそのものです。彼らは毎日、気が向こうと向かまいと、朝起きて仕事に行くのです。

ギプスを装着したり、開放創をデブリドマン（創面をきれいにすること）したりで、私たちのスクラブはいつも汚れていました。今では、「ギプス包帯技師」や「創傷治療チーム」がいて、外科医は長白衣を着ています。楽で豪華な環境を喜ぶよりも、汗水たらして達成したことに誇りをもちましょう。

一流への SKILL

卓越性を追求するならば、より困難な道を選ぼう。

33 研究室で引っぱがす?
——研究のススメ

　私はたくさんの研究をしています。研究で興味深い話題を生み出すことで、何かに応募するときの履歴書や願書を充実させ、さらには面接を和ませることができます。なぜ、そんなに研究するのかとよく聞かれます。答えは簡単で、「よりよい外科医になるため」です。

　スポーツ医学の手術は、ほとんどの場合、損傷した筋肉、腱、靱帯を修復することです。手術が成功するかどうかは、新しく固定された体の組織が、活動という負荷テストに耐えられるかどうかにかかっています。再建したACLは、体重130キロのラインバッカー*¹にぶつかられても大丈夫なのでしょうか?　私たち外科医の成功は、手術が失敗しないかどうかで測られます。私が行ってきた研究の多くは、何かを「ひっぱがす」ものでした。これはまったくユニークな機会です。このACLの研究では、膝に故障を引き起こすような負荷をかけ、故障を観察し、故障が起きたときの荷重を測定しました。故障の起点となる箇所を特定し、故障するのが移植腱なのかインプラントなのかを調べました。この実験では、あるインプラントがほかのインプラントより優れているのか、ある位置に移植腱を置くことがほかの位置より優れているのか、パラメータを変えて実験することもできました。

　私は最近、ACL再建術を受けた大学1年のランニングバック*²の患者を担当しました。彼は怪我から復帰した最初の試合で、ACLグラフトを再断裂してしまいまし

た。損傷が起こった現場でグラフトの破損を観察することは不可能ですが、研究室で移植腱が通常どのように破損するかを観察して得た知識があれば、とてつもなく大きな武器になります。

ビジネスの世界では、ジョシュ・カウフマンが、このような分析を「ストレステスト」とよんでいます。「作り上げたものを壊すにはどれだけのダメージが必要か」ということです。カウフマンは、ホームページでリーディングリストを公開するたびに、サーバーがダウンしてしまうことに気付きました。何度もアップグレードを繰り返しましたが、起動するたびにサーバーがクラッシュしていました。この問題を解決するために、単に理論的な解決策を講じたり、起動のたびに指をくわえて見ているのではなく、彼はストレステストに真剣に取り組みました。大量のトラフィックを想定することで意図的にシステムを破壊し、さまざまなアプローチを試み、ついに解決策を見出したのでした。

私は肘の安定性を補助し、MCLを保護する筋肉群をテストしたことがあります。その結果、手術の際どの筋肉をしっかり保護しなければならないか、今ではよくわかっています。トミー・ジョン手術の研究をさらに進め、野球選手の肘障害を改善するために、私は献体で手術を行い、機械で肘を引き離しながら、再建がどのように崩れていくかを観察しました。靭帯が破壊されるときに、一体何が起こっているのかを観察するには、これ以外に方法はないのです。いつも最初に破綻する弱い部分をもとに、私は手術方法を変えて、再建の強度を大きく高め、よりよい手術を開発しました。最終的には、私の診療や手術のやり方を変えるものになりました。研究室で過ごした時間がなければ絶対に実現しえなかったことです。

私は1988年、機械工学の学部生としてコロンビア大学整形外科研究所で手術手技の実験を開始しました。現在、私はその研究室でバイオメカニクスの研究ディレクターを務めています。

---

*1　アメフトのディフェンスの司令塔。
*2　アメフトのオフェンスポジション。

一流への SKILL

よりよい外科医になるために、研究しよう。

34 「チャンキング」は魔法のような即興性を発揮する

　私たちは皆、一流のパフォーマンスさえも凌駕するような驚異的な運動能力を目の当たりにしたことがあると思います。そういった能力は、反復学習に根ざしているという説があります。「反復」と聞くと、悪いイメージをもつ人がいるかもしれません。確かに反復学習は退屈で、やる気が起きないと思われがちです。しかし私たちには、反復学習によって、脳の回路をより速く、より正確に走らせるメカニズムが組み込まれているため、スキルを向上させるためには最も強力な手段なのです。反復学習の効力を認めることはすなわち、自分のマインドセットを変えるということです。反復学習を面倒だと思うのではなく、最強の道具だと思うようにしましょう。

　以前のTipでは、反復学習は「背伸び」と組み合わせる必要があること、つまり、スキルを素早く習得するためには、自分のコンフォートゾーンの少しだけ外側にあるスイートスポットを見つけることが重要であると述べました。ここでは、スキルを定着させ自動化するために、関連するスキルの一部分を反復すること（チャンキング）について説明します。例えば、新しい曲をマスターするためにギターを練習しているとき、私はその曲の小さなセクションに焦点を当て、それをミスなく弾けるようになるまで繰り返し演奏します。一度弾けると、また何度も繰り返し弾いて、自然とできるように定着させます。別のセクションに移って、ミスなく演奏できるようになるまで練習します。それを繰り返して、定着させます。曲全体を間違えずに弾けるようになると、苦手な部分はもう意識して考えなくてよくなります。そうする

と、サスティーン*¹や音符の強調など、演奏上のポイントのほうに意識を注ぐことができるようになります。

　繰り返すことで無意識でもできるようになり、それが深い思考や知覚を促し、パフォーマンスや創造性の向上につながるというフローチャートを視覚化してみてください。経験豊富な戦闘機のパイロットであれば、空中戦で数手先が見えるようになります。アスリートであれば、次に起きることを察知することができるようになり、よく「ゲームセンス」とよばれたりもします。アスリートは「プレイング・アンコンシャス（無意識にプレーすること）」という言葉を使うほどです。

　サッカーで言えば、エリート選手はフィールドを把握し、試合の流れを読み、弱点を突いていきます。それは、卓越した即興性につながるソフトスキルであり、十分考察してみる価値があるでしょう。トップパフォーマーは、重要でないものを除外し、重要な情報や状況に応じた情報の重み付けができます。**チャンキングとは、スキルの一部分だけを習得することです。**続けているとそれが自動化されていきます。私も、シャワーを浴びて髪を洗いながら、その日の仕事（たいていはその日の手術）について深く考えることがあります。シャワーをまだ浴びている間でも、髪を洗ったかどうか思い出せないことがよくあるのです。これは、チャンキング（ここでは髪を洗う行為）が無意識のプロセスに変わっていたからです。

　デレク・ジーターは、これまで数え切れないほどファンを魅了してきましたが、あるプレー（動画リンク*²）で、野球界の誰よりも深い知識と技術を見せつけたことがありました。2001年のアメリカン・リーグ・プレーオフ地区シリーズ第3戦、ヤンキースが1－0でリードしている7回裏、2アウトの場面。マイク・ムッシーナが投じた球をアスレチックスのジェレミー・ジアンビがライト前ヒットを放ちます。続くテレンス・ロングは、ヤンキースの一塁手ティノ・マルティネスの手をかすめるように、

---

*1　音が途切れるまでの余韻。
*2　動画リンク（最終閲覧日2023年2月28日）
　　ジーターの驚異的なプレー。本当にすごい。

一塁線に打球を飛ばします。三塁ベースコーチのロン・ワシントンが大きく手を回しているのを見て、ジアンビは三塁ベースを回り、ホームへ突っ込みます。シェーン・スペンサーがボールを捕球し、アルフォンソ・ソリアーノが右中間に飛び込み、カットオフに入ります。マルティネスは一塁側でソリアーノをバックアップしています。

デレク・ジーターはショートでプレーを「読んで」いました。

スペンサーはホームベースに向かって送球しますが、ボールは一塁線から外れてソリアーノとマルティネスの頭上を通過します。走者ジアンビは楽に得点できるチャンスだと思っていました。ところが、突然、どこからともなくジーターが内野の真ん中から飛び出してきて、スペンサーの投じたボールの延長線上に到達していました。ジーター（遊撃手）はそこにいる必要はまったくなかったのに、です。このプレーが驚異的なのはまさにそこです。

ジーターはベースラインに沿って両手でバウンドしたボールをすくい上げます。その勢いでフィールドを離れ、ヤンキースのダグアウトのほうに体は流されつつも、彼はどうにかしてボールをバックハンドで6メートル右側に投げ飛ばしたのです。

「振り返って、構えて、投げる時間がなかったんだ」と、ジーターはプレー後に報道陣に、まるでこのプレーが単なるルーティンワークであるかのように語りました。「基本的に、僕はただボールを放り投げただけだよ。もし、振り返って投げていたら、彼はセーフだっただろうね。」ジアンビがホームに突っ込んできたとき、ネクストバッターだったヘルナンデス[3]は、ホームベースのそばで、ジアンビにスライディングするように合図していました。彼は叫んでいました。手も振っていました。しかし、ジアンビはヘルナンデスの合図を探さず彼を見ることもありませんでした（彼の走塁の基礎と勘の悪さを物語っています）。「スタジアムはとても騒がしく、彼は僕の叫び声が聞こえていなかったので、僕はただ手を出して、彼に下がれと合図

---

[3]　ラモン・ヘルナンデスのこと。

したんだ」とヘルナンデスは後に語っています。

　一方、ジーターのバックハンドフリップは非常に正確で、キャッチャーのポサダ*4
としては手を伸ばしてジアンビをタッグアウトするだけでした。ポサダは手を伸ばし
てボールをキャッチすると、そのままグローブでジアンビにタッグしました。ジアンビ
はホームベースにスライディングするべきでしたが、立ったまま走ってきます。ジア
ンビの右足がホームベースに降りようとした瞬間、ポサダのタッグがジアンビをとら
えます。ジアンビはポサダのタッチを飛び越えようとしますが、失敗します。本塁
審判のカーウィン・ダンリーがアウトのコールをしました。

　ジーターはガッツポーズし、ポサダは飛び跳ねます。フィールドとダッグアウトに
いるヤンキース全員が歓喜しました。もちろんチームは、3人目の中継係がいるこ
のようなプレーの練習はしていません。カットマンが2人いて、誰かの送球が逸れ
たら、それを捕るのは普通はキャッチャーです。遊撃手ではありません。でも、そ
こは天下のジーターです。「あのプレーはもう二度と見られないだろう」と、アス
レチックスの三塁手エリック・チャベスは言います。「一塁後方、ファールゾーンで
遊撃手がプレーをして、その勢いのままボールをキャッチャーにはじき飛ばすなん
て前代未聞だ。」

　外科医にも、プレーオフの2アウトの試合と同じように、修正不可能な状況を魔
法のように修正するようなことがあるのでしょうか？　答えはイエスです。

　ACL手術、上腕二頭筋遠位部修復術、膝蓋靱帯手術、トミー・ジョン手術など
を繰り返していると、あるときすべての点が線でつながったような感覚になる瞬間
があります。外科医の多くは、これを「アハ体験」とよんでいます。それぞれの
手術に適用される原理が実は似ていることを、発展途上の外科医が認識したと
き、チャンキングはより広範囲な規模で機能し始めるのです。例えば、上腕二頭
筋遠位部の手術はACLの手術ほど何度も経験できるものではないかもしれません。

***

*4　ホルヘ・ポサダのこと。

しかし、骨に穴を開けて骨孔後壁で骨が崩れるという合併症は、上腕二頭筋遠位部の手術でもACL再建と同じように対処することができるのです。

　さらに、手術の手順や特徴がチャンク化され、無意識でもできるようになっていれば、頭は先回りし、トラブルを先読みして、それを回避するために調整することもできるのです。ジーターはプレーの展開を見て、送球が逸れそうなことをなぜかフィールド上の誰よりも敏感に察知し、それを修正することができました。手術をチャンク化した外科医は、より多くのことを察知して、ミスが起こる前に修正したり、ミスが起こっても患者に後遺症が残らないように修正したりすることができます。患者が知ればショックを受けるでしょうが、このような「ゲーム的な状況」が手術では頻繁に起こり、それがしばしば、「名医」と「真の名医」を分ける手術の局面になっているのです。

　若い消防士は、火災に遭遇すると、持っている道具・装備に集中し、プロトコルを逸脱しないよう正確であることに努めます。一方、経験豊富な消防士にとっては、プロトコルはもう「第二の天性」であり、道具に集中する必要はありません。なぜなら、彼らは長年の反復学習により、それらのプロセスを自動化・チャンク化しているからです。そのため、火災の状況をより詳細に把握することに集中できるのです。そして、より多くのことを察知し、消火方法についてより良い決断を下すことができます。例えば、あるベテラン消防士は、自分のチームがビル火災の発生元に放水しているにもかかわらず、過去に何度も経験したようには消火ができていないことに気付きました。何かがおかしいと思った彼は、消防士全員にビルからの退去を命じます。その数秒後、床が崩れ落ちたのです。のちに、火災は下の階にも及んでいたことが判明しました。彼の経験と、「水をどこに当てるか」「装備やプロトコルをいかに適切に使うか」にとどまらない先を見通す能力は、エリートアスリートにも見られる特徴です。

　手術におけるチャンキングは、消火活動と同じように、大きな効果をもたらします。私は肩関節内の骨折した骨片を整復固定するために複雑な縫合を必要とする新しい手術（骨性バンカート手術とよばれる）を初めて行った際、手術の数手

先で縫合糸を結ぶと、次の縫合を通すのに問題が生じ、手術を続行することができないことを予見できました。チェスプレーヤーが駒を打つ前に手を見ることができるように、この手術でも数手先を見通すことができたため、実際にミスを犯すことはなかったのです。ほかの外科医も、この手術を何度も試みたものの難航し、縫合の難しさをどのように克服するか私に尋ねてきました。

　チャンキングは創造性につながります。外科手術や消火活動にも共通してみられる「問題解決における創造性」は、スポーツ界の偉人たちの間でもよく認識されています。ダグ・レモフは著書『Practice Perfect』（邦題『成功する練習の法則』）で、「ヨハン・クライフはサッカー史上最も想像力に富んだ選手だった」と述べています。その根拠は、プレッシャーや疲労で劣化しない優れたハードスキルをもっていたことでした。相手からの激しいプレッシャーを受けても、足元のボールをどう処理するかということを意識する必要がなかったため、自由な発想ができたのです。マスターするための訓練が、創造性を促進するのです。

　チャンキングは、より深い理解につながります。野球のボールを打つとき、平均的な選手はボールを見ます。しかし、優れた選手は、投手の腰、肩、腕に注目します。彼らは、ボールが投手の手を離れる前に、ボールの軌道を予測できます。そのため、一流の選手は、平均的な選手よりも、これから何が起こるかがよくわかっているのです。彼らは、相手の一連の動きをすべてチャンク化しています。野球ではバッターボックスに立つとき、テニスではサーブを待ち受けるとき、投手やサーバーの腰、肩、腕の動きから得られる情報なしでは、ボールやスピンに反応する時間はありません。スカッシュでは、優れたプレーヤーは相手の位置や動きを見て、ボールの行く先に動き始めます。これは無意識のレベルです。

　NFLのトニー・ダンジー監督は、複雑なスキームこそが試合に勝つ方法だと考える多くの監督とは正反対のアプローチをとっていました。ダンジーは単純にチームが相手より速くなることを追い求めたのです。そのために、選手にはほんの数種類のプレーしか教えず、そのプレーだけを何度も何度も練習させ、そのプレーが自動的にできるレベルにまでもっていきました。その結果、選手たちは試合中に

あまり考える必要がなくなり、身についた習慣に頼ることができるようになりました。このことが選手たちに小さいながらも重要なアドバンテージをもたらしました。意思決定の時間が必要なくなったぶん、相手より速くなったのです。

　ダンジーはこのように説明しています。「チャンピオンは、『並外れた』ことをするのではない。『並』なことを、頭を使わずにやるんだ。そうすることで、相手チームは早すぎて反応できなくなる。私の選手たちは身に着けた習慣に純粋に従っているんだ。」

一流への SKILL

卓越した外科医、スポーツ選手、そして、
あらゆるパフォーマーは、チャンキングによって
神秘的で卓越したレベルに到達するのです。

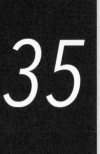

35 目を閉じて、 イメージする

　練習を深める最も手っ取り早い方法の一つは、とてもシンプルです。目を閉じるのです。音楽家は、感覚と正確さを向上させるために昔からこのテクニックを使ってきましたが、目を閉じることはほかのスキルにも有効です。マイケル・ジョーダンは目をつぶってフリースローの練習をしましたし、ネイビーシールズ（アメリカ海軍特殊部隊）の訓練では、真っ暗闇のなかでの兵器の分解・組み立てや、協力してテントを張ることを学びます。いずれも理由は同じです。目を閉じることは、自分を能力の限界に追い込むための、つまり自分のスイートスポットに入るための、便利な方法なのです。雑念を払いのけ、五感を働かせて、新たなフィードバックを得ることができます。これによってやるべきことの青写真を脳に刻み込むことができるのです。

　外科医がわざと目をつぶったり、暗い手術室で手術したりすることはないでしょうが、私はよくドアを閉めて目を閉じ、ミュージシャンが曲の演奏をイメージするように、頭のなかで手術をイメージします。目を閉じて手術をすることで、手術を感じるのです。「ビジュアライゼーション」とは、簡単にいえば頭のなかでリハーサルを行うことです。自分が望むものを手に入れたり、実行したりするイメージを頭のなかに作り出します。そしてそのエクササイズは繰り返し行うことができるのです。

　アーノルド・シュワルツェネッガーは、"It's all in the mind"（すべては心のなかに

ある）と強く言っています（動画リンク[1]）。アーノルドは「自分の『心』こそが行きたいところに行くための鍵である」という信念以外にはほとんど何ももっていなかったころのことを、このように語っています。「心というのは本当にすごいものです。私はミスター・ユニバース・コンテスト[2]のタイトルを獲得する前から、トーナメント会場をわが物顔で歩き回っていました。頭のなかでは何度も優勝しているので、もうタイトルは自分のものだと思っていたのです。そして、映画の世界に移ってからも、同じような方法を使いました。毎日、俳優として成功し、大金を稼いでいる姿を思い描いたのです。」

　私にはときどき消してしまいたいと思うような習慣があります。それは寝る前に、翌日の手術の映像を頭に思い浮かべることです。一つの手術だけでなく、翌日行われる6〜8件、ときには10件の手術の映像を頭のなかで再生することもあります。それぞれの手術に対してリハーサルを行い、機器や執刀中の問題、助手、麻酔、術後管理など、問題点を洗い出して解決していくのです。

　私は普段2つの手術室で手術しています。寝る前に部屋の灯りを消し、目覚ましをセットして順番にリハーサルを行っていきます。手術室10：JS（匿名性を保つため、患者をイニシャルで呼びます）マイナーリーグ選手、ニューヨーク・ヤンキース、内側半月板損傷。プラン――ターニケットなし。手術室11：大学1年生、バッティング時の後方関節唇損傷。プラン――ノットレスアンカー修復術、術後装具を外旋位に装着、などといった具合に、すべての症例が終わるまで続けます。スポーツ選手もコメディアンも、一流のパフォーマーは頭のなかで理想とするパフォーマンスを視覚化（ビジュアライゼーション）しています。この考えは研究でも裏付けられていて、視覚化は、パフォーマンス、モチベーション、メンタルタフネス、そして自信の向上と関連することが指摘されています。無意識の心にエンジンをかけることで、目標に向かってより多くの時間を費やすことができる――その

---

*1　動画リンク
　　（最終閲覧日2023年2月28日）

*2　ボディビルの世界的大会。

ためのツールとして、視覚化に取り組んでください。私はこれまで視覚化を実行せず、翌日、自信のなさを悔やんだことが何度かあります。

一流への SKILL

寝る前に、明日自分がどんなパフォーマンスをすべきかを
頭の中で映像として思い描いてください。

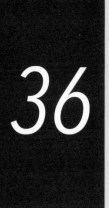

36 真の達人を目指すには、教えることだ

　あるスキルを他人に指導することで、そのスキルに対する理解がぐっと深まります。誰かが苦労しているのを見て助けることで、自分自身の困難に対処する能力をも向上させることができるのです。手術の指導は、<u>教えている本人</u>の手術の習得に大きな影響を与えます。外科医は皆、何かしら他人を教えたり、指導したり、あるいはアドバイスしたりしています。このような指導・教育は、研修医、フェロー、サポートスタッフ、そして最も重要な患者とそのご家族に行われます。

　私がコロンビア大学で機械工学を専攻していた学生時代、博士号課程の大学院生と一緒に仕事をする機会がありました。彼は現在、機械工学の正教授ですが、3時間の講義の準備に通常10時間かかると説明してくれました。手術を教えるには、手術を細かいパートに分解し、それぞれのパートの説明方法を考え出し、学生がその手技を習得するときに直面するであろう課題を予測することが必要です。教わる側は（ときには先生が答えに困るような）質問をしながら、「とりあえずできる」レベルをはるかに超えたところまで理解を深めていくものです。教える側にとっては当たり前のことでも生徒にとっては難しい問題であり、こういった質問により疑問や思考が新たに生まれ、教育者にとってもより深い理解につながるのです。

　コロンビア大学の研修医だったころ、ハーレム病院で数カ月間のローテーション

がありました。整形外科チームは、3人の指導医と3人のレジデントで構成されていました。患者は多く、多忙を極めました。3日に1日は朝から晩まで1日中働き、さらにはその翌晩まで36時間連続して働くのが普通でした。私は3年目にはハーレム病院のチーフレジデントとして、すべての整形外科患者を担当することになりました。救急外来に運ばれてくるすべての整形外傷を確認し、それぞれの外傷に対するX線の読影結果と最良と考えうる治療法を2年目の研修医とともに検討しました。2年目の研修医（整形外科研修自体は1年目）に教えられるようになりたいと思ったときに、いくつかのことに気が付きました。一つは、教えることができるようになりたいというモチベーションがとても強くなったということです。自分が学ぶためにたくさん勉強しますが、人に教えるためにはその50倍は練習して勉強しなければなりません。また、研修医がコンセプトを理解できない場合、別の方法で提示したり、より小さな断片に分解したり、別の原理と関連付けたりすることができるように、あらゆる問題の奥深くまで洞察するようになります。これがもう一つの気付きでした。

　ジョシュ・カウフマンが『Personal MBA』で紹介している「Talking Aloud Partner Problem-Solving（TAPPS）」の戦略も同じようなものだと思いました。この教育・学習戦略では、2人1組になって、1人が「問題解決者」、もう1人が「モニター」として指名されます。モニターは話を聞くことはできますが、問題やその解決策について助言することはできません。例えば「問題解決の障害になりそうなことを先ほどおっしゃっていましたが、それ以上のことはおっしゃりませんでしたね」と、問題解決者の思考パターンを注意することはできますが、「あなたは話していませんでしたが、ほかにも障害がいくつかありますね」と付け加えることはできません。モニターは問題解決者の声に出して話すプロセスについてのみコメントできます。一般に、対照群と比較すると、このペアグループのほうが問題解決のスピードと効率が向上することがわかっています。学生なり研修医なり、ほかの誰かに教えるとき、彼らは基本的にあなた（教育者）に質問することによって「モニター」としての役割を果たしてくれます。生徒が教育者の理解不足を発見してくれることも多いのです。

　私は、ACLの再建術や脱臼を繰り返した肩の修復術など、スポーツ医学の手

術手技をステップバイステップで説明した論文を100本以上書いてきました。また、肘のMCL再建術やトミー・ジョン手術に関連する論文も50本ほど書いています。これらの論文を書くことで、それぞれの手術や手術の構成要素をより深く考えるようになりました。フォーマルな教育の場で起こる「教育者自身の学び」もこれとまさに同じ現象です。

スキルコンピテンシー（能力を発揮する力）は、心理学では4段階で進行するものとして説明されています。この理論は、ノエル・バーチによって1970年代に提唱されました（アブラハム・マズローによるという説もありますが、彼の主要な著作には登場していません）。このモデルは、外科医だけでなく、技術を向上すべき職業であればどれにでも適用できます。最初のうちは、外科医は自分がいかに何も知らないか、無能であるかを自覚していません。そして、自分の無能さを認識するにつれ、意識的に技術を習得し、意識的にその技術を使うようになります。そして最終的には、どんな技術でも意識せずに使えるようになります。つまり、「無意識的な能力」を獲得したといえます。詳細は以下の通りです。

1）無意識的な無能（UNCONSCIOUS INCOMPETENCE）
初期の外科医。未熟であるため、自分の欠陥の大きさに気付いていない。

2）意識的な無能（CONSCIOUS INCOMPETENCE）
外科医は自分の知識や技術が足りていないことを自覚する。また、能力を得るために新しい技能を学ぶ意欲をもつようになる。間違いを犯すことはよくあるが、間違いは練習を通じて技術を洗練させていくこの段階では、学習プロセスの中心ともなる。

3）意識的な有能（CONSCIOUS COMPETENCE）
外科医は知識と技術をもつようになる。知識や技術を発揮することはできるものの、それには集中力と意識的な努力が必要で、ステップや詳細なプロセスに分解しなければならない場合もある。新しいスキルを実行するときは、強く意識を向けていることが多い。外科医は技術習得の障害となるものを理解している

ため、このレベルの外科医は良い教育者であることが多い。

4）無意識的な有能（UNCONSCIOUS COMPETENCE）
　外科医はある技術について膨大な練習を積んできたため、実行するにあたり何をすべきか考える必要がほとんどない。「第二の天性」ともいえる技術になっており、エラーをすることもほぼない。技術を実行するにあたり考える必要がほとんどないため、ほかの作業をしながらでも行うことができる。その技術に慣れ親しんでいるので、しばしば他の人に教えることができる。

　他人に教えることで、自分にまだどれだけ学ぶべきことがあるかがわかってきます。アメリカのジャーナリスト、シドニー・J・ハリスはこのように書いています。「勝者は、他人からエキスパートとみなされていても、自分がまだどれほど学ばなければならないかを知っている。敗者は、十分に学んで自分がどれだけ知らないかを知るに至るより前に、まず他人からエキスパートとみなされたがる。」

一流への SKILL

教えることで、生徒だけでなく、自分自身も向上します。

106

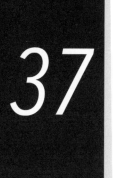

より良い コーチになれ

ダニエル・コイルは『The Little Book of Talent』のなかで、効果的なコーチングのための6つのアドバイスを紹介していますが、これはまさに外科手術のトレーニングにも当てはめることができます。

1) 最初の数秒間は、感情的なレベルでつながるために使う。

あなたが最も影響を受けた先生やコーチを思い出すとき、その人との思い出は、その人が<u>何をしたか</u>よりも、その人が<u>あなたにどのような感情を抱かせたか</u>によることが多いでしょう。コーチは、生徒の特別な部分を見つけ、理解し、信頼関係を築く必要があるのです。

2) 長いスピーチは避け、小分けにした明快な情報を与える。

コーチの冗長でドラマチックで感動的なスピーチは、映画のなかではよいかもしれませんが、現実の世界では効果が期待できません。名人や名コーチと言われる人は、生徒の「前」に立つのではなく、生徒の「隣」に立つものです。彼らは、<u>短い</u>情報をはっきりと、一つひとつ伝えます。

3) 曖昧な表現にアレルギーをもつ。

コーチは、曖昧な、あるいは不正確なコミュニケーションを避けるべきです。例えば、リトルリーグの選手が打席に立ったとき、コーチが「手をもっと高く上

げろ」と言ったとします。選手は調整しましたが、コーチは満足していません。この場合、「肩の上、頭の上」など、どの程度の高さなのかが明確でなく、曖昧な表現になっているのです。

　これを避けるには、具体的な言葉を使うことです。例えば、
「皮膚切開位置が低すぎる!」は曖昧で「内側関節線から3横指下のところから切開を始めよう」は具体的です。

　「手術台が低すぎる」は曖昧。「自分の臍と同じ高さになるまで上げなさい」は具体的。

　「麻酔科医に連絡して」は曖昧。「麻酔科医に連絡し、肘の再建のために足から移植腱を採取するので、上肢の神経ブロックに加えて全身麻酔が必要であることを説明してください」は具体的。

4）教え子のためのスコアカードを作る。
　売上高、成績順位、テストの点数、大会の結果など、人生にはスコアカードがあふれています。こういったスコアカードの問題点は、学習プロセスよりも、短期的な成果ばかりを重んじる方向に優先順位を歪めてしまうことです。ビジネスでも、スポーツでも、その日の結果ばかりを追い求める組織で起こりがちです。このような組織では、長期的な視点で学習し、能力を向上させるための大きな機会が失われてしまいがちです。

　自分自身のスコアカードを作ってみましょう。自分が伸ばしたい能力を測る指標をもち、記録を取りましょう。ビジネスでは、スコアカードのことを“重要パフォーマンス指標”とよびます。スポーツでは、パスの精度を高めるために、サッカーのコーチはスマートパスの回数を記録します。チームメイトは、チームの成功や成長を測る最も正確な指標として、スコアではなくこのスマートパス回数の数字を使うのです。選手たちはそれを理解し、毎試合、自分の記録を超えようとします。スコアボードに並ぶ点とは無関係に、スマートパスの数は、彼

らの本当の能力の指標になります。手術における良い「指標」は何でしょうか？手術では、指導医が交代・介入して問題を修復したり、軌道修正したりすることになる前に、研修医がどこまで自力で手術を進められるかが指標となることが多いです。

5）リーチフルネスを最大にする。

　リーチフルネスは、学習の本質です。学習者が前のめりになり、背伸びをし、悪戦苦闘しつつ上達している状態を指します。最高の教師／コーチは、生徒が受動的な状態から能動的な状態になるような状況をデザインします。先進的な学校では、「教室をひっくり返す」、つまり「反転授業」という手法でリーチフルネスを高めています。この言葉は、生徒が講義を聞いて授業時間を過ごし、家で補強作業（宿題）をするという従来モデルとは異なります。「反転」授業では、生徒たちはその真逆を行います。つまり、講義は家でオンラインで聞き、学校の時間は実際に問題を解いたり、あるコンセプトと格闘（「背伸び」）したりすることに使うのです。この間、教師はコーチングスタイルで教室を歩き回り、一人ずつ手助けをします。カリフォルニア州のある高校で代数学の生徒を対象にした1年間の研究では、反転授業を受けた生徒は、従来の教室にいた生徒よりもテストで23％高い得点を獲得したとあります。

　良い教師になるには、（学ぶ環境を作る）デザイナーのように考えることが大切なのです。自分に問いかけてみてください。どのようなスペースが最も生徒が「背伸び」できる環境になるのでしょうか？　どうすれば受動的な時間から能動的な時間へと変化させることができるのでしょうか？

6）自立した学習者の創造を目指す。

　教師、コーチ、指導者としてのあなたの長期的な目標は、学習者があなたを必要としなくなるレベルになることです。そのためには、自分が注目の的になることを避けましょう。その代わりに、人々が自分自身の力で「背伸び」し続けられるような環境を作りましょう。可能な限り、一歩離れて、学習者に自立の時間を与えましょう。あなたの仕事は、学習者の脳に、あなたのリトルバー

ジョンとなるコーチを作り出し、学習者が自ら前進するように導くことだと考えてください。

　私は研修中のフェローに自立した環境を与えるために、研修開始から6カ月経過後は私の仕事を引き継いで患者の外来診療に当たってもらい、彼らを監督することにしています。私の普段の外来での仕事は、レジデントが診た患者一人ひとりを診察し、病歴と検査を確認し、X線やMRIを読影し、正確な診断を下し、患者ごとに最適な治療計画を立て、レジデントを教育することです。この役割を私の代役として行うことで、フェローは大きな学びの機会を得ます。多数の研修医が同時に症例を提示してくるこの状況は、6人の異なる相手と同時に6つのチェスゲームをすることができるグランドマスターチェスプレーヤーのようなものだと考えています。

　ダニエル・コイルは、コーチや教師からのフィードバックがどのように行われるかが、学習者が進歩するか後退するかを決める最も重要な点であると書いています。コーチは、情報の質こそが最重要だと考えがちですが、コイルはそれが誤りであることを明らかにしました。

　スタンフォード、イェール、コロンビアなどの心理学者のチームが、講師のフィードバックについて調査を行いました。中学校の教師が生徒に小論文執筆を課題に出した後、生徒にさまざまなタイプのフィードバックを行いました。驚いたことに、ある種のフィードバックが、生徒の努力と成績を著しく向上させたのです。それは"魔法"のようでした。このフィードバックを受けた学生は、そうでない学生に比べ、40～320%も多く論文修正を選択したのです。19の英単語に込められた"魔法"の言葉はこれでした。

I'm giving you these comments because I have very high expectations and I know that you can reach them.
（私がこのようなコメントをするのは、あなたには非常に期待していて、あなたは私が期待する高いレベルに到達できると知っているからです。）

　この言葉によって、信頼、基準、信念が確立され、努力は簡単なものではないことを認識しながらも、必ずできると心から思えるようになります。

一流への SKILL

自分自身が高みを目指すために、
卓越したコーチングを行ってください。
あなたがコーチするすべての人は、あなたを映す鏡です。

38 良い結果ではなく、質の良い練習を褒める

　キャロル・ドウェック博士が行った面白い「褒め方」の実験があります。小学5年生のグループにいくつかのパズルが与えられました。その結果、生徒たちは点数と、"You must be smart at this（賢いのね）！"、または"You must have really worked hard（頑張ってやったのね）！"という6つの言葉で褒められたのです。結果は驚くべきものでした。すべての生徒に2回目のテストを行い、難しいテストか簡単なテストかを選択させたところ、「賢い」と褒められた生徒の実に3分の2が簡単なほうのテストを受け、「過程」を誉められた生徒の90％が難しいほうのテストを受けました。さらに、全員が非常に難しいテストを受けました。過程を誉められたグループは、さらに頑張りました。そして、結末は……最後にもう一度最初のテストを受けたのですが、賢さを褒められたグループは、同じテストであったにもかかわらず、最初に受けたときよりも成績が落ちたのです。一方、努力を褒められたグループは、30％も成績が上がりました。

　同じ研究が別の学校でも行われていて、そこの子どもたちが、すでにテストを受けたあなたたちの話を聞きたがっていると伝えられました。そして生徒たちに、何問正解したかを書き込む欄のあるシートを渡しました。努力を褒められた子どもたちは、ほぼ全員本当のことを言っていました。一方、知能を褒められたグループは、40％の確率で嘘をついていました。「よくできる子」であることがとても重要なので、彼らは仲間に偽って自分の成績を報告してしまったのです。

　外科医は成績が悪いことは許されないので、結果を褒めてしまいがちです。手術には、「大丈夫！　次はきっとうまくいくよ!」といった表現はありません。固定観念があったり、知性を褒められてきたりした人は、合併症にうまく対処できません。患者も外科医の「努力」ではなく、「結果」を常に褒めたたえます。センター・オブ・エクセレンスがほかと異なるのは、教育姿勢の質です。フロリダのニック・ボロテリー・テニスアカデミー（錦織　圭選手らを輩出）の子どもたちは、練習とハードワークを切望しています。ボロテリーは努力を褒め、才能を褒めることは決してありません。ミスを批判することも絶対になく、ミスは学ぶチャンスとして活用します。常に規律を守り、努力を褒める環境が、成長するマインドセットを生み出すのです。

　褒める時期が早すぎると、現状に満足してしまったり、成績不振の恐れや、期待に応えられないのではないかという恐れを抱いてしまうようになり、その結果、「背伸び」する過程が損なわれてしまいます。褒めるのは、結果ではなく、努力です。才能を開花させるためには、マラソンのような献身的な取り組みが必要です。また、マラソンの最中に短距離のような場面がいくつもあります。アスリートのなかには、自分には「（才能が）あるか、ないか」という固定観念をもってしまう人や、うまくいかないことを自分の「不運・不遇」のせいにする人もいます。コーチを嫌う選手は、ほとんどの場合、自身のスキルに問題があるにもかかわらず、自分ではなくコーチを責めているのです。ジム・コリンズ [1] は、レベル5（最上級）のリーダーとは、失敗したときに常に内側に目を向ける人であると述べています。弱いリーダーは何かうまくいかなかったときその原因を、アシスタントや、ときには天候のせいにすることもあります。

　私は、複雑な手術でうまくいかないときを想定して、意識的に計画を立てています。このようなときこそ、その場にいる全員を褒め、全員に敬意をもって接します。苛立っている外科医の多くがサポートスタッフのせいにします。それがネガティブな感情を生み、さらに手術に支障をきたすという悪循環を生むことが多々あります。

---

*1　米国のビジネス・コンサルタント。『ビジョナリー・カンパニー』著者。

一流への SKILL

褒めるのにもスキルが必要です。
うまく、そして効果的に褒めてください。

グリット（grit）を養う

　グリット（grit：やり抜く力）は、いかなる挑戦においても達成するために、必要な究極のアイテムです。グリットとは、情熱、忍耐力、自制心が混ざり合ったもので、障害があっても前に進み続けさせてくれるものです。派手さはなく、魅惑的なものでもなく、賢さが光るようなものでもありません。派手な技術は人を一時的にはひきつけるものかもしれませんが、長い目で見れば、グリットこそが違いを生むのです。障壁にぶつかったとき、あなたはどのように対応しますか？　人生で辛抱し、諦めず耐え抜いた経験を振り返ってみて、自分自身の、あるいはほかの人のそのような経験を称えましょう。

　私たちは皆、挫折します。外科医には合併症や思わしくない結果、批判がつきもので、これらは基本的に失望であり、自信を喪失させるものです。このような逆境にどう対処するかは、将来の成功を予測するうえで最も重要な要素の一つです。グリットの特性は、早ければ子どものころから確認することができます。

　歴史的に見ると、外科のトレーニングは、レジリエンスを高めるため、あるいはレジリエンスのない研修医をふるい落とすために、虐待的とも言えるプロセスで行われてきました。レジデントだった私は、フェローから、ある指導医の患者にインデラルという血圧の薬を投与するように頼まれたことがあります。手術の合間にその患者に会うと、「僕、血圧に問題はないですけど」と言われました。そのことを

フェローに相談しましたが、フェローは「高血圧の既往がなくても構わない」と言いました。循環器内科にもコンサルトし確認したところ、その患者にはインデラルは必要ないとのことでした。後にその指導医が患者を診察に来て、私が彼の指示した薬を出していないことに気が付きました。本来必要な薬はインデラルでなくイン・・・ドシンでした。フェローは指導医の指示を誤解していたのです。

　翌日、その指導医は私を皆の前で叱り、私は説明する機会も与えられないまま、「もうこんな働きは許さないぞ」と脅されました。フェローは、自分が間違った指示を出したことを一切口にせず、責任もとりませんでした。私は、このような虐待的な外科研修に対するレジリエンスを学んだのでした。悪い結果に対してレジリエンスをもつことは大切です。ヤンキースのマリアーノ・リベラは、セーブ失敗の責任を言い訳せず受けとめる能力でよく知られています。彼は、どの記者からのどんな質問も甘んじて受けます。また彼は、セーブに失敗しても次のセーブの機会に引きずらないことでも知られています。

　アルバート・アインシュタインは、"私は天才ではない。**ただ、人より長く一つの事柄と付き合っていただけだ**"と言っています。臨床心理学者でスクラントン大学教授のジョン・C・ノークロスは、目標と成功について研究し、目標を達成する人とそうでない人の最大の違いは**「期待度」**だと述べています。どちらのタイプの人も、プロセスの初期には同じくらいの失敗を経験します。**成功する人は、すぐに成功するという期待はもっておらず、失敗を「やり直す理由」「より強い決意で目標に集中するための戒め」と考えているのです。**自分の子どもたちやコーチをしている子どもたちへの私のモットーはシンプルです。"ネバー・ギブアップ"です。レスリングで言えば、自分が疲れたらやめるのではなく、相手が疲れたらやめるのです。

　グリットは、必ずしもいかにももっていそうな人がもっているわけではありません。私は、一見真の「負け組」と思えるような人たちのなかにグリットが存在する（あるいはその逆）のを見てきました。私の母校のマスコットキャラクターがその例です。私がコロンビア大学のサッカーチームにスカウトを受けたのは1985年ですが、

この年、コロンビアはレギュラーシーズンを無敗で終え、当時アメリカ・サッカー界最大の舞台であったNCAA*1 Division Iのタイトルマッチに進出したのです。コロンビア・ライオンズには思い出があります。マスコットであるライオンは、獰猛で力強く、そしてもちろんジャングルの王者です。しかし、ライオンはレジリエントでしょうか？　ライオンは大型の哺乳類を捕食するので、スピードと体力が要求される狩りをするよりほかありません。もし、怪我をしたり、年をとって動けなくなったら、すぐに死んでしまいます。一方、カメはどうでしょう。速さや優雅さには欠けますが、食べられるものに制限はほとんどありません。泳ぎも速く、極寒の時期には冬眠します。極端に危険なときには、硬い甲羅の鎧に引っ込み、狙ってくる敵を失望させることができます。カメは長生きするのです。

一流への SKILL

グリットとレジリエンスこそ、
人・チーム・組織がもちうる、そして将来の成功を予見する、
最も強力な特性だと私は考えています。

---

*1　全米大学体育協会（National Collegiate Athletic Association）。

40 より良い手術手技を開発する

　スキルを習得することの目標は常に同じで、その職業に必要なスキルを使いこなすことにあります。つまり、単に有能であることよりもさらに上を目指すことです。より高いレベルに行くと達人の域に達して、職業・業界自体を変革してしまうような人もいます。外科医という職業は、新しく魅力的に発展させていくことができるという点で、私を常に惹きつけてやみません。スポーツでも、音楽でも、科学でも、パラダイムシフトは頻繁に起こります。誰かが現れて、革命を起こしていくのです。卓球でいえば新しいグリップ、美術でいえば印象派の登場でした。整形外科手術でいえば、関節鏡手術という低侵襲手術が痛みや入院日数、合併症を軽減させました。外科の世界で道具を自由に使って革命を起こすのは、多くの場合、個人です。そのため、ダラー手術、ニアー法、ラタジェ手術などは、開発した外科医の貢献を反映して、その名前にちなんだ術式名がつけられています。

　私が4年目の研修医だったころ、膝蓋骨脱臼を頻繁に起こす少女を治療するため、指導医が関節鏡視下外側リリース術を予定しました。しかしこの手術（膝蓋に隣接する組織を切開するだけの手術）は効果が乏しいうえに、失敗率も非常に高いという手術成績がすでに発表されていました。私は指導医にこの術式とその不良な成績を示して疑問を呈したところ、彼はそれを認めたうえで、患者と家族に低侵襲の関節鏡視下手術というより良い提案をしてくれました。私は指導医に、関節鏡視下安定化手術は肩だけでなく、膝にもすべて適用できるはずだと説明し

118

ました。そして、私たちはこの家族と話し合い同意をとると、その週の終わりに、初めての関節鏡視下膝蓋骨安定化手術をこの少女に施行して成功を収めました。

　手術では、既存のものを改善するチャンスに目を向けましょう。研究室に入り、「背伸び」をし、いろいろ試してみてください。いつもうまくいくとは限らないでしょう。しかし、有能な外科医は常に、次の技術的パラダイムシフトは何だろうと考えているものです。科学的な創造性を発揮するには練習が必要であり、その原則はスキル開発の原則と同じです――スイートスポットを見つけ、「背伸び」をして、繰り返す。外科や医学は複雑です。経済や農業と同じように、さまざまな要因が直接的にも間接的にも影響を及ぼします。100メートル走のように変数が少ないものがパラダイムシフトを起こす機会が少ないのと対照的に、複雑な作業には常に進歩の余地があります。

　外科医がキャリアのなかで医学を進歩させ、発展させていく機会はたくさんあります。マサチューセッツ総合病院の内分泌外科医アトゥール・ガワンデ医師は、著書『Better: A Surgeon's Notes on Performance』（邦題『医師は最善を尽くしているか』）で、医療が世界的規模で改善されていくことのインパクトについて述べています。彼は本の最後に、読者に「ポジティブな逸脱者」になることを勧めています。何でもいいから計測することを始めなさいと。一度、何かを計測してデータを得れば、それを分析し、その状況を改善するためにどうすればよいかを検討できます。私たち皆が知っているような成功者の多くは、記録を塗り替えただけではなく、その分野に対する見方をも変えたのです。スティーブ・ジョブズは、その野望と類いまれな創造性で、パーソナルコンピュータを大きく変えました。私は「整形外科の世界に一石を投じよう」と日ごろ言っていますが、これはジョブズの生き様を盗んでいるのです（Tip#4）。

自分の業界を変える機会を探して、
実際に変えてしまおう。

PART4

そのほかの考察

　これまでに述べてきたTip（ヒント）の多くが、相互に関連し、相補的であることは明らかです。スキルの習得と実行を複雑なシステムとして考え、この本で挙げてきたヒントはそれに付随するサブシステムだと考えましょう。次の考察では、具体的なトピックをもとに、さまざまなヒントの相互関係についてみていきましょう。

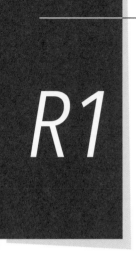

R1 そんなに優秀な外科医なら、なぜ手術ができないの???

　スポーツ選手のグラウンドで存在感や、タイガー・ウッズが日曜日に着る赤シャツの威圧感のように、手術は<u>物理的に存在感をもつ</u>人が行うことが多いものです。患者もスタッフも、外科医の自信を感じ取っています。しかし、外科医は統計的な成績で測ることができる存在ではありません。ゴルファーが平均飛距離やフェアウェイヒットの割合で評価されたり、野球選手が野球カードの裏に書かれた数字で評価されたりするのとは対照的です。映画『マネーボール』では、ビリー・ビーン[*1]が野球選手の評価に新しい指標を採用し、有望株を売り込んできたトップスカウトに「そんなにいいバッターなら、なぜ打てないんだ?」と質問しています。

　外科医が優れているかという評価は、数多くの要因によって決まります。いわゆる「ベッドサイドマナー」は、外科医に対する患者の認識を最も大きく左右します。ベッドサイドマナーに優れた外科医の場合、たとえ手術の結果が芳しくなくても、患者が外科医に謝ってくるようなことさえよくあります。一方、技術的に優れていてもベッドサイドマナーや対人スキルに欠ける外科医もいて、彼らが合併症を起こした場合、患者の多くは躊躇なく訴訟を起こします。外科医によっては、アカデミー賞の司会さえできそうな洗練された話し方で、講演も上手で、全国的にも有名なのに手術の腕や個人の手術成績は貧弱である場合もあります。また、手術経験の件数をことさら宣伝する外科医もいて、患者はその数を外科医の腕だと勘違いしてしまいがちです。これまで述べてきたように、<u>下手な手術をただ数多く</u>

やっているだけなのに、自己宣伝だけは一流な外科医がいます。前述したビリー・ビーンは、チームの勝利に貢献できるのはどんな選手なのかについて指標と尺度を開発し、選手の価値の新しい定義を作りました。私たちも外科医の価値と技術をより適切に定義し、評価する必要があります。これらの新しい測定基準（例えば野球でいう出塁率にあたるもの）は、実際に活用されなければなりません。研修中に身に付けるべき必須の手術スキルのチェックリストは、アメリカでは広く使われています。研修医の腕は上がっているのでしょうか？　私たちは外科の教育者として研修医を公式に評価し、そのパフォーマンスを講評することができるようになりました。

　外科医が優れているかどうかは一見わかりにくいですが、ストレスの多い状況でははっきりとわかります。この本は、卓越したスキルを身につけるための戦略を提示してきましたが、この戦略を外科研修の公式のプラットフォームに組み込むことも可能です。次なるステップは、外科医の価値のセイバーメトリクス*2を決定することです（セイバーメトリクスとは、野球用語で、野球選手のパフォーマンスとチームの勝利に貢献する能力に基づいて価値を割り出すシステムのこと）。

---

*1　元プロ野球選手。オークランド・アスレチックスの上級副社長を務め、卓越した球団運営で知られる。

*2　（原著者注釈）セイバーメトリクスとは、特に試合における野球選手の価値を測る指標です。米国野球学会（Society for American Baseball Research）の頭文字であるSABRが語源で、この指標の先駆者の一人であるビル・ジェームスによる造語です。従来の評価指標を疑問視して考案されました。例えば、「打率」は得点との関連性が比較的低く、従来言われているほど有用な評価指標ではないとされます。「打点」は勝利との関連性が高く、選手の価値をより反映したものとされます。セイバーメトリクスは従来の指標である「勝利打点」を有効な指標と見なしているようにみえますが、さまざま理由からこの指標も否定しています。セイバーメトリクスの指標は、得点数と勝利数が重視されます。ある選手を「シーズン成績で、同じポジションの選手と比較して、54打点の価値がある」のように表現します。これはセイバーメトリクスの統計手法であるVORPにより算出されます。

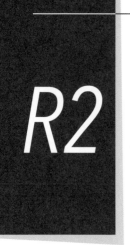

R2 チェスのレッスンを受ける

　私の10歳の息子はチェスプレーヤー志望で、学校の時間の前後に友人とチェスをするようになり、放課後にはチェスのグループレッスンを受けるようになりました。息子はチェスが大好きで、今は個人コーチをつけています。コーチがボードに駒を並べて黒と白でゲームを行ったあと、その棋譜を分析します。私たちが手術を分析するときも、しばしば同じような方法で行います。チェスにはゲームの進行に応じて無限の組み合わせがあるように、手術もいろいろな要素が無限に組み合わさっています。例えば、診断、患者の期待、患者の活動レベル、外科医の習熟度、環境要因、手術機器、麻酔などです。

　トレーニング中のチェスプレーヤーは、古典的な棋譜を再現してみることで、その美しさや、そこから得られる教訓について研究します。例えば、1858年にポール・モーフィーとカール・イズアールがパリで対戦した「オペラゲーム」という有名なゲームは、急速な展開や「利かし（相手が応じざるを得ない手）」といったチェスの本質的な概念をみせてくれます。生徒たちはこのゲームを何度も繰り返し見て再現し、一手一手を記憶します。再現してみるたびに、このゲームの本質をより深く理解することができます。新しい手術を習得するためには、その手術を最初から最後まで見直して繰り返すことが必要です。1つの手術の技術が高いレベルに達すると、その学習のプロセスをほかの手術に応用することができます。

このチェス式学習法は、私が研修医をトレーニングするために開催している「手術手技カンファレンス」（Tip#12）にも応用されています。この会議では、指名された研修医が実際の手術を最初から最後まで、すべてのステップを写真付きで説明し、発表していきます。チェスモデルでは、プレーヤーは駒の配置（その時点までにプレーされた駒のある盤面）をよく見て、自分の考える最善の手を決定し、その手をマスタープレーヤーの手と比較して違いを分析します。これにより、実戦さながらの高い再現性と即座のフィードバックが得られます。**これは、単に楽しんでゲームをするよりも、格段に優れた非常に強力な訓練法で、あらゆる分野、特に手術のトレーニングに応用できます。**

毎週金曜日の午前6時になると、整形外科レジデントの一人がPowerPointを使って手術症例を発表し始めます。症例提示される手術（通常その週に行われたもの）は、写真で撮影されています。発表は患者の体位、つまり側臥位、腋窩（わきの下）に巻いたタオルを置き、枕で支える、などの詳細から始まります。私が「もし違う方法でやったらどうなりますか?」などと遮るまで、レジデントはプレゼンを続けます。チェスでいえば、息子のチャーリーが駒を動かすと、グランドマスター[1]はなぜその手になったのか理由を尋ねます。そして、その手がもたらす結果、例えばクイーンの駒が逃げ場を失い奪われて詰むといったことを示してみせます。レジデントは、手術の各ステップを順を追って発表し続けます。

「なぜそこにレトラクターを置くのですか?」
「レトラクターをそこに長い間、強い圧力のまま放置されたら、何が起こりますか?」
という問いに対しレジデントは答えます。

「橈骨神経麻痺により、上腕二頭筋遠位部修復術後に手首が上がらなくなる可能性があります。」

---

*1　チェス選手の最高位のタイトル。

このやり取りを通して、このレジデントはこのような合併症を避けることができるようになります。私は、できるだけ彼らの限界を超えるような質問をして追い込むことで、手術の各要素に対する理解を深めるようにしています。

手術手技カンファレンスは、レジデントが委縮するような雰囲気のなかで行われることもあります。とてもストレスがかかるので、彼らが感情的になってしまうこともあります。隠れる場所がなく、自分の能力（あるいは能力の不足）が聴講者全員にさらされるのです。恥をかくことを恐れて、成長できないでいる研修医もいます。このカンファレンスを避けるために、とにかくいろいろ画策していた研修医がいました。どういうわけか、その研修医はいつもこのカンファレンスの時間帯に別の現場に行く予定になっていて、人前で叩かれることはありませんでした。

数年後、その研修医は整形外科医を辞めたことがわかりました。

今日、教育方法は変わってきています。多くの研修医は、名医が近くでスライドを見せてくれながら、肩の骨折の正確な診断、骨折を治すための最善の選択肢、それを治すための最善のインプラントの選択、そして神経や筋肉を傷つけずにプレートを装着する方法などを、ステップに沿って説明してくれることが「良い教育」と考えるのです。それを聞きながら研修医たちはのんびりと受け身で過ごしています。魅力的な講義を座って聞き、複雑な手術や意思決定の現場を見ることは、たしかに刺激的な経験ではあります。それは、「尊敬する人をじっと見る」というTip#3に関連してはいます。しかし、私たちがここまで本書でみてきた、いかに学び、優れるかという法則に大きく反しています。**プレゼンテーションを聞いている間に「背伸び」することはないからです（Tip#18）。**

私のコツは、何があっても決して受け身で講義に臨まないことです。私はあらゆる講演や体験をしたことをメモして、自分自身にショートメールで送り、ノートにファイルします。そして後日、そのノートを読み返して勉強するのです。

チェスのエリートプレーヤーは、信じられないほど高いIQをもち、先の手を予測

する能力が一般人よりもはるかに優れていると思われがちです。しかしある研究によると、実はチェスの名人のIQはごく平均的なもので、彼らの優れた能力は「チャンキング」（Tip#34）と関係があるようです。心理学者のウィリアム・チェイスとハーバート・サイモンが1973年に行った実験をみてみましょう。チェスの名人からなるグループと、初心者からなるグループに、20~25個の駒が並べられたチェス盤を一瞬だけ見せ、各グループに盤面を再構築するよう指示しました。初心者は4~5個の駒を正確に配置するのがやっとでしたが、名人はすべての駒を正確に配置することができました。

この結果は、チェスの名人は記憶力とIQに優れていることを裏付けているようにみえます。しかし、実験の第2段階でそうではないことが明らかになりました。今回は駒をランダムに配置し、本当のゲームではあり得ないような盤面にして各グループに見せたところ、チェスの達人も初心者も、駒を盤上に配置する能力は変わらなかったのです。**チェスは記憶力を高めるのではなく、チャンキングのプロセスを発展させるのです。**スキル習得の原理を通じて、一流のチェスプレーヤーは、エキスパートである彼らがだけが認識できる戦局や盤面のライブラリーが頭の中に入っているのです。

これはパターン認識によるものです。グランドマスターが過去に似たような盤面を戦っていたことを思い出せれば、同じ戦略や考え方を今やっているゲームに適用できるかもしれないのです。これによって、盤面の分析がより簡単に、より早くできるようになります。パターン認識は、特に敵のキングを取り囲む、最も基本的な攻撃陣形に当てはめられます。既知の盤面を見つけたら、どのような手の組み合わせが可能性としてあるかを分析し、それが実際の盤面でも機能するかをチェックします。このように、チェスの分析は、個々の手の計算とパターン認識を合わせたものであることは明らかなのです。

実際、チェスプレーヤーは皆この方法で思考しています（意識的かどうかは別として!）。しかし、計算とパターン認識という2つの思考方法をどの程度の割合で行っているかは、プレーヤーの強さによって異なります。科学的な実験は行われて

127

いませんが、経験の浅い棋士はおそらく95％を計算で、5パーセントをパターン認識で行っていると思われます。したがって論理的には、キーとなるパターンをより多く認識できるように学べば、チェスの腕を劇的に向上させることができるでしょう。マグヌス・カールセンは現在、世界ナンバーワンのチェスプレーヤーです。彼はビル・ゲイツと対戦し、1分で倒しました。彼は10局ものチェスを一瞥もせずに同時進行で戦い、なおかつ勝ったことがあります。エキスパートが獲得したパターンの知識は非常に深く、そのライブラリーは膨大です。このため、一つの事象が連鎖的に引き起こす事象についてまでイメージができているので、ほとんど瞬時に問題を検出することができます。チェスの名人レベルのプレーヤーになると、例えば目隠しをしてプレーしてもその能力はほとんど落ちませんし、熟練したピアニストは、楽譜の表記ミスをその場で修正し、音楽のジャンルに合うように修正することが自然とできます。

　医学のトレーニングも、チェスの学習モデルに似ています。研修医は、患者の病歴を聴取し、身体検査を行い、検査のオーダーと解釈を行い、診断と治療計画を立てます。そして、患者について指導医にプレゼンします。指導医は同じプロセスを研修医の前でやって見せることで、研修医は指導医のスタイルから学び、どこで自分が逸脱していたかに気づくことができるのです。

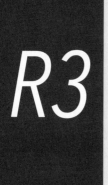

R3 楽器を演奏するように、手術のパフォーマンスを高める

　一流のパフォーマーたちがイベント、競技、演奏の前に必ずすることは何でしょうか？　試合・演奏前のルーティンです。スポーツでは、ウォーミングアップで筋肉に血流を巡らせます。レブロン・ジェームズ[*1]のウォーミングアップを見てみると、必ずジョギングをし、ストレッチをし、シュートをしています。体を温め、心を温めているのです。ウォームアップは一般的に、運動量を徐々に増やし、ストレッチを行い、さらに活動に特化した動きをします。より激しい運動に備えて血液を循環させ、筋肉を温めることから始めて、さらにストレッチ、そしてそのスポーツ特有の運動（例えば、バスケットボールをキャッチして投げるなど）を行います。音楽家は演奏の前に音階練習をします。チェスプレーヤーは、試合の前に戦術的パズルを解いて頭を活性化します。私はニューヨークのマラソン大会に定期的に出場して、一流の選手たちと一緒に走ります。ズボンは履いたままにして筋肉を暖かく保ち、試合が始まるときに初めてズボンを脱ぎます。ウォーミングアップの目的は何でしょうか？　フィジカルなパフォーマンスを向上させることと、怪我の予防です。外科医も同様にウォーミングアップしますが、頭のなかで行います。手術室での3〜4時間に及ぶ精神的な試練に対峙する前に、精神的なウォーミングアップを行うのです。

---

*1　ロサンゼルス・レイカーズに所属するバスケットボール選手。数々の最年少記録、歴代記録を更新し、マイケル・ジョーダンと並ぶ「NBA史上最高のバスケットボール選手」の1人と称される。

心と体の相互作用

　ニューヨーク・ヤンキースの名捕手ヨギ・ベラはかつて、「野球は90％がメンタル、残りの半分はフィジカルだ」*2と言いました。アメフト選手もメンタルコンディショニングをします。このメンタルコンディショニング、どのくらい重要なのでしょうか？　アラバマ大学はボウル・チャンピオンシップ・シリーズ（BCS）ナショナル・チャンピオンシップ・ゲーム*3で過去4回のうち3回優勝しています。この3回の大会すべてで、トレバー・モアワードがメンタルコンディショニング・コーチを務めています。彼の任務は、チームワーク、教育的行動、予測、モチベーション、リーダーシップ、コミュニケーション、競争心、そして人格を最大限に高め、フィールドでのパフォーマンスを最大化することです。練習と試合当日のパフォーマンスを最大化するために、練習前および試合前に合わせて10分足らずの一連の訓練をします。

　最近、脳神経外科学会は、ガジ・ヤサーギル医師を「今世紀の脳神経外科医」に選出しました。彼もまた手術の技術面だけではなく、精神面にも言及しています。彼は常々、効果的で流れるような手術を交響曲の演奏にたとえ、6人の手術チームを"オーケストラのように一緒に演奏しなければならない6人組"とよんでいます。

　外科医は手術のパフォーマンスをどのようにして高めているのでしょうか？　私のルーティンを紹介しましょう。大きな手術の3日前には、手術の適応や画像診断を確認し、患者や手術に必要な事柄がすべて準備されていることを確認します。手術日の前日には、もう一度すべての画像診断を確認し、手術の手順を復習します。手術の順番は簡単なものをまず最初にし、あとで行う難しい手術のウォームアップになるように決めます。手術の前夜は、早めの炭水化物食と水分補給、そして寝る前に頭のなかでもう一度手術の流れのリハーサルをします。手術当日は、早起きして病院へ向かう間に、その日の一番難しい手術を選んで、再びメンタルリハーサルを行います。病院に着いたら、まず手術手技カンファレンスを主導します（Tip#12）。このカンファレンスでは、手術手技を具体的に確認・分析しますの

で、それがさらにその日の手術に向けての私のウォーミングアップになります。午前7時に最初の患者を診察し、手術の同意を得ます。その後、麻酔科スタッフ、手術室スタッフと会って打合せをして、その日のルーチンワークでない部分について話し合います。手術は午前8時に始まり、通常は午後5時まで、ときには午後8時くらいまで行います。手術後は、自分自身につけた評価を書き留め、次の日の手術に向けて改善すべき点の一人反省会を行います。

＊2　ヨギ・ベラの独特の名言は「ヨギイズム」とよばれている。
＊3　米国の大学アメリカンフットボールの年間王者決定戦。

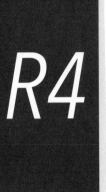

R4 チョーキング[*1]（過度の緊張）を避ける

外科医のなかにはまるで一流のアスリートのような人がいて、極度のプレッシャーに直面しても並外れた能力を発揮し、凡人であれば押しつぶされてしまいそうな不安や疑念を克服してしまいます。彼らは、何千時間もかけて築き上げられた確かな手技、繊細なマインド、深く複雑な運動能力をプレッシャー下であっても持ち続けていられます。一方、極度のプレッシャーに押しつぶされてしまう外科医がいることも事実です。

プレッシャーによるパフォーマンスの低下はどのように説明できるのでしょうか。アリゾナ州立大学のロバート・グレイは、野球のエリート選手たちにバッティング練習をさせながら、異なる周波数の異なる音を聞かせ、その音が高いか低いかを判断させました。この練習はスイングに悪影響はありませんでした。ところが、音が鳴った瞬間にバットが上下どちらに動いているかを判断させたところ、打者のパフォーマンスは急降下しました。自分のパフォーマンスに意識を集中させることが、パフォーマンスを著しく低下させたのです。

ここでは、集中力がないのではなく、集中力がありすぎることが問題なのです。

[*1]　スポーツ心理学において、過度の緊張、「あがり」などの精神的要因からパフォーマンスが低下すること。

自己の動きに意識をしてしまうことが、無意識のうちに自動的にできていた、一連の円滑な動きを妨げたのです。さまざまな運動反応の順序とタイミングがばらばらになり、彼らのプロセスは初心者のそれに逆戻りしてしまいました。事実上、彼らは初心者に戻ってしまったのです。ゴルファーがパッティングを頭で考えようとした結果、いわゆる「イップス」*²に悩まされることが好例です。チョーキングは、心理的な「逆戻り」の問題です。あるスキルを実行しようとするとき、自動化された無意識の状態だとうまくいきますが、不安のためにその自動・無意識状態が分解されると、悲惨な失敗を引き起こす可能性があります。バスケットボールのコーチが、相手が勝負を決めるフリースローを打つ前に、タイムをとるのはどうしてでしょうか？　シューターに考える時間を与えることでチョーキングを誘発し、自然に自動化された投球を妨害しているのです。

もう一つのチョーキングは、ネガティブな「フレーミング」*³に起因しています。例えば、ゴルファーがパットの構えをするとき、「このパットは左に寄せてはいけない」ではなく、「ストロークの中心へ」と自分に言い聞かせるべきでしょう。バイオリニストが曲の難しいパートにさしかかったときであれば、「あのAフラットミスしませんように」ではなく、「あのAフラットで聞かせよう」と言い聞かせるべきです。心理学者はこれを「ポジティブフレーミング」とよんでいます。**避けたいことに抗うのではなく、達成したいことに手を伸ばすほうが、常にうまくいくのです。**

手術では、ポジティブな考え方とフレーミングが欠かせません。複雑な症例の手術を行うとき、外科医が緊張しすぎてミスを避けることに集中するとうまくいきません。**「自信をもって、起こりうる問題は頭の隅に置き、ポジティブな思考を維持しつつそれらの問題を回避していくこと」**と、ネガティブな思考で怯え切った状態の間には、絶妙なバランスが存在するのです。最も恐れていたことが実際に起こり始めると、悪い影響は増大していきます。例えば、出血を極端に恐れるあまり、組織剥離がためらいがちで優柔不断になってしまい、そんななかで出血が起

---

*2　緊張で身体がうまく動かなくなること。
*3　現実をとらえる際の認知的枠組み。論理的に同じであっても、表現次第でまったく異なる印象を与えることがあり、これをフレーミング効果とよぶ。

こってしまうと、それに対応する能力は低くなってしまいます。手術の重要な場面ではポジティブなマインドセットが大切です。私はポジティブなマインドセットを構築するために、事前に手術中の合併症をイメージして練習し、文字通り「今が患者を助ける絶好のチャンスだ」と自分に言い聞かせるのです。術中の危機を「楽しみに」するようなポジティブなマインドセットを作り出すことで、自信をもち、そのようなピンチに対処できるようになると思っています。**準備万端、何があっても乗り越えられると思えるような心構えを作り出しているのです。**

　私たちは誰しも、何らかの環境でチョーキングした経験があるでしょう。ダニエル・コイルは自身のウェブサイトで、アンブッシュ（不意打ち）型カラオケについて述べています。ハーバード大学教授のアリソン・ウッド・ブルックスが行った恐怖の圧迫実験で、ボランティアの人たちを集めて、ジャーニーの『Don't Stop Believin'』の最初の節をソロで歌わせるというサプライズをしたのです。歌う前のわずかな時間に、被験者は次の3つのフレーズのうち1つを声に出して復唱させられました。

　1）私は落ち着いている。
　2）私は不安だ。
　3）私は興奮している。

　音声認識ソフトにより音程、音量、リズムを測定した成績は、「落ち着いている」群は53%、「不安だ」群は69%、「興奮している」群は81%でした。これは、復唱したフレーズが心理的なフレーミング装置として働いたためと考えられます。「落ち着いている」群の成績が悪かったのは、その言葉が現実の状況と異なっていたからです。「緊張していない」と言葉は主張しているものの、実際はそうでないという矛盾が緊張を生み、パフォーマンスを低下させたのです。

　「不安だ」群は、真実を語ってはいますが、効果的でない方法でした。ネガティブな表現が悪い影響を与えたのです。「興奮している」群のパフォーマンスが一番良かったのは、そのフレームが有用かつ正確であったためです。**彼らはこの**

状況における感情の高まりを認め、それをポジティブな方向へ集中させることができたのです。緊張している状態での「興奮している」は、厳密にいえば真実ではありませんが、真実と方向性が一致しているため、緊張を和らげ、よりよいパフォーマンスを可能にするのに一役買ったのです。「心臓がバクバクしているときに、エネルギッシュに、熱狂的に、情熱的になることで、その高い覚醒度をポジティブに使うことができる」とブルックスは言います。「人は直感的に落ち着こうとするものですが、それよりも高揚した気持ちをポジティブな方向に向けるほうがよいのです。」この教訓は私たちにも役に立つと思っています。

エミネムは『Lose Yourself』という曲のなかで、一度しかない絶好のチャンスに直面したときに、身体的にも感情的にも崩壊がもたらされ、それがいかに恐ろしく、あっという間に失敗に終わるかを力強く描写しています。

この意味で、パニックはチョーキングの対極にあるものです。チョーキングは考えすぎることで、パニックは考えなさすぎることです（頭が真っ白の状態）。チョーキングは本能を失うことで、パニックは本能への回帰です。同じように見えるかもしれませんが、両者はかけ離れています。1999年7月のジョン・F・ケネディ・ジュニアの悲劇的な飛行機事故は、パニックが原因だとされています。操縦者であるケネディはマサチューセッツ州マーサズ・ヴィニヤードの灯りを拾おうとしていましたが、悪天候で視界が限られていたため旋回する進路をとり、その後大西洋に急降下してしまいました。国家運輸安全委員会（NTSB）は、この事故の原因を"パイロットが空間識障害に陥り、夜間の水上降下中に飛行機を制御しきれなかったため"と断定しています。もし彼がチョーキングしていたとすると、パイロットとして最初に受けた訓練を機械的、意識的に適用することに立ち戻っていたでしょうし、そうすることが良いことだったかもしれません。ケネディは考え、計器に集中し、水平線が見えているときのような本能的な飛行から脱する必要があったのです。しかし、残念ながら彼はパニックに陥ってしまいました。

ある外科医が、大腿骨転子部骨折患者を手術したときのことです。大腿骨に大きなスクリューのついたプレートを入れて正しい位置に固定し、術後すぐに歩き

始められるような強度をもたせるという手術で、整形外科医にとっては基本的な処置です。ところが、プレートを固定している間に、大腿骨がいくつかに崩れてしまいました。このプレートはもはや使えません。さて、どうするか？ 外科医は何も言わずに手術室を出て行ってしまいました。残された助手のレジデントが、この複雑で困難な状況に一人で対応することになってしまいました。この外科医はいっぱいいっぱいになり、パニックに陥っていたのでした。パニックは基本的な本能に訴えてきます。ストレスは短期的な記憶を消し去ります。経験豊富な人はパニックにならない傾向があります。ストレスで短期記憶が抑圧されても、まだ経験の「引き出し」が残っているからです。

　高校時代、私の友人たちは、夏のウィッフルボール*4大会で最後のバッターになった選手を、その日が終わるまで（ときにはもっと長い間）「チョーキー」とよんでいました。この言葉は、失敗というものの非常に特殊な側面を表現しています。ストレスのかかる状況下では、その場の何らかの雰囲気に支配されてしまうことがあります。それが、チョークをするということです。ニューヨーク・ヤンキースの二塁手、チャック・ノブロックは、一塁への送球難がありました。ヤンキースタジアムで4万人のファンの前でプレーするストレスから、ノブロックは露骨にリトルリーガーのような投げ方に戻ってしまったのです。

　私は、膝関節鏡手術を行う際、レジデントに見学させながら、5mmの切開、ポートの挿入、カメラの設置、最初の4枚（上、左、右、下）の写真撮影というテクニックを説明しています。とにかくこれだけ覚えなさいと言うのです。スターバックスでスキニー・バニラ・ラテを注文する程度の複雑さです。「皮膚切開し、ポートを挿入し、カメラをセットして、上、左、右、下の写真を撮る」と暗唱させるのです。研修医に初めてメスを渡すとき、私は彼らの目を見て「さあ、これでタイトルを狙えるぞ」と言います。

　課題の難易度が低いにもかかわらず、これまで初挑戦でうまくいく研修医はまれ

---

*4　野球を原型として考案された球技。

でした。彼らはたいてい、写真を撮る時点で失敗するのです。どうしてでしょうか？　私はメスを入れる直前に「たった4枚の簡単な写真を正しく撮ったことのある研修医はいない」とまで言っています。メスを持つと、アドレナリンが放出されます。研修医たちは考えすぎてしまいます。つまりチョーキングです。ただ、ここでのチョーキングは一大事には及びませんが。

　競技スポーツには観客が不可欠で、観客からのプレッシャーに打ち勝つ能力はチャンピオンには不可欠ということでもあるので、チョーキングは競技スポーツにおけるドラマの重要な部分を占めます。しかし、冷酷なほどに動じないことが、これ以外の人生のすべての場面で重要なわけではありません。時と場合によっては、出来が悪いのはパフォーマーの能力ではなく観客の態度から来ていることもあり、また、テストの点数が悪いのは、生徒の出来が悪いのではなく、優秀な生徒の証である場合もあることを学ぶべきです。

　グレッグ・ノーマン[*5]は、"ザ・シャーク"というニックネームでよばれていました。金髪で無敵の風格を漂わせる一方、スポーツ史に残る"名チョーク"としてもよく知られています。1996年のマスターズゴルフトーナメントの最初の3ラウンドを通して、ノーマンは最も「ライバル」とよぶに近いイギリス人のニック・ファルドを大きく引き離して首位を独走していました。最終日、ノーマンはファルドとペアを組むことになりました。9番ホールで、ノーマンはスイングした後、クラブを宙に振り上げた姿勢のまま硬直し、ボールの軌跡を目で追いかけました。ボールは明らかにショート[*6]でした。ノーマンは石のような無表情でボールが丘の下へ30ヤードも転がっていくのを見ていました。このエラーで、彼のなかで何かが壊れました。

　10番ホールでは、ボールを左に引っ掛け、3打目はカップを大きく外し、簡単なパットも外してしまいました。11番では、3.5フィートのパットに臨みました——その週ずっと問題なく沈めてきたようなパットでした。彼はクラブを握る前に手と足を

---

*5　オーストラリア出身のプロゴルファー。世界各国で68勝、ゴルフ世界ランキング1位を331週保持するなど、タイガー・ウッズに次ぐ記録をもつ。
*6　目的地点までボールが届かないこと。

振ってリラックスしようとしましたが、このパットを外してしまいます。3連続のボギー。12番は見事に池ポチャ、13番は松林の中に打ち込んでしまいます。16番では、機械のように固いスイングで腰が前に出てしまい、ボールは別の池に飛び込んでしまいました。そのとき、彼は苛立ったように、クラブで草をなぎ払いました。20分前から明白だったことが、今や確定的となってしまったからです——一生に一度のチャンスを、彼は逃してしまったのです。

　この日、ファルドはノーマンに6打差をつけられた状態でスタートしました。しかし、2人が大勢の観衆のなかを18番ホールへゆっくりと歩き始めたころには、ファルドは4打もリードした状態になっていました。しかし、ファルドは静かに歩き、小さくうなずくだけで、派手なふるまいはせず低姿勢でした。彼はその日、グリーンとフェアウェイで何が起こったかを理解していました。自分が獲得したものは勝利とは言えないものであり、ノーマンが被ったものは敗北とは言えないものであるという理解、すなわちチョーキングにおける特別なエチケットを遵守していました。

　すべてが終わると、ファルドはノーマンを腕で包み囁きました。「なんて言ったらいいか……ただ抱きしめてあげたいんだ。」チョーカーにかけてあげられる言葉がなく、ファルドはこれだけ口にしました。「こんなことになってしまって、本当に気の毒だ。」2人の男は泣いていました（動画リンク*7）。

　ダニエル・コイルは、適切な準備が試合当日のパフォーマンスの差になることを強調しています。彼の経験では、一流のパフォーマーは、プレッシャーのかかる状況を事前に詳細に想定しておく習慣があり、いざというときには準備が整っているため、パフォーマンスの不安や恐怖、チョーキングを感じることが少ないのだそうです。例えば、コンサート前の音楽家は、リハーサルのときにも本番と同じ正装、本番と同じ椅子、ときには同じ会場など、正確な状況を再現し、初日とまったく同じようにプログラムをこなします。多くのスポーツチームでは試合終了間際、いわ

---

*7　動画リンク（最終閲覧日2023年2月28日）
　　最終日のノーマンの転落劇。

ゆる大詰めの場面のリハーサルを日常的に行い、観客の雑音を再現し、試合本番以上にテンポを上げます。特殊部隊の兵士はすべての訓練を実戦を想定して実弾を用いたプレッシャーの高い環境で行いますが、それは彼らを傷つけるためではなく、むしろそれに慣れさせるためなのです。デレク・ジーターは、今世紀最も精神的に安定したアスリートの一人です。高校2年生のとき、バスケットボールの試合に勝つためにスリーポインターを打ち、キャリアの最後の試合まで、プレッシャーのなかで実力を発揮できるという自分の能力を疑ったことはありませんでした。**外科医も同様に、精神的にきわめて強い自信が必要です。**

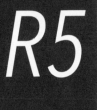

コーチング

　マラソン、手品、写真、ケーキ作り──何かが得意であるということは、最高の充足感を与えてくれるものです。私は整形外科医になって12年になります。その間、手術技術を身につけるためにさまざまな戦略を立ててやってきましたが、その過程で何度もプラトー（足踏み状態）も経験しました。指導医になった最初の2、3年は、技術も自信も絶え間なく向上し、学習曲線の急勾配が嬉しかった一方、まだまだ学習曲線の一番下のほうにいるのかもしれないという不安も同時にありました。

　やがて、手術を習得していくにつれ、私はより判断力や経験を生かすようになり、いわゆる"腕のよさ"、手先の器用さといったハードスキルに頼ることは少なくなっていきました。実際、卓越した外科医のスキルは、明確な基準がない尺度で測られるものです。野球を変えたセイバーメトリクス（123ページを参照）のようなものが、医師や外科医、そして医療機関にも必要です。

　外科手術は、成長速度の低いハードスキルと、より高い成長速度を維持するソフトスキルの組み合わせによって習得するものです。ソフトスキルは、経験を積み重ねることで成長します。「経験とは、欲しいものが手に入らなかったときに手に入るものです。経験こそが、人が誰かに与えられる最も価値のあるものであることが多いのです」と、ランディ・パウシュは感動的な『最後の授業』で述べていま

す（動画リンク*1）。高いレベルの達成への道は険しいものです。未熟であるうち
は成長できます。成熟した途端に腐敗が始まります。探求をやめたとき、成長は
止まります。

　私はこの文章を書きながら、明日のことも考えています。私が野球医学の専門
家として治療する疾患の一つである肘損傷に対し、大学生の投手を明日治療する
ことになっているのです。肘損傷には有名な治療法があります。予測可能な結果
が得られますが、回復に時間がかかる「トミー・ジョン手術」です。まず10cm皮
膚切開し、手首から移植腱を採取します。前腕の筋肉を剥離して、損傷した靭帯
を露出させます。肘関節を構成する両方の骨に、小さな穴を開けて骨孔を作り移
植腱を織り込み、縫合します。患部を露出させるために剥離した筋肉を元に戻し、
皮膚を縫合し、装具を装着します。

　ただ、この患者が手術室に運ばれるまでに、驚くほどの一連の判断と総合的な
精神分析が行われているのです。その多くは、瞬時の判断や長年にわたって蓄
積された情報の集積によるものです。診断に間違いはないか、手術しなくても自
然治癒する可能性はあるか、患者の治療に対する期待は正しいか、単にパフォー
マンスを上げるために手術を受けたがっているのか、そもそも投球動作に問題があ
るのか、肘の裏の骨棘など対処すべき併発症はあるか、などです。

　私は、手術で起こりうるあらゆる合併症や問題を想定してきましたし、問題が起
きても解決のためのアルゴリズムをもっていると感じているので、私の臨機応変に
繰り出すソフトスキルはやや停滞気味です。治療した患者がトップレベルで競技に
復帰し、最高の満足感を得ることもあります。私の患者の一人がヤンキースにドラ
フト指名され、彼の健康状態を証明するためにメディカルチェックを近く行う予定
です。一方、私が治療したアスリートで、競技に戻ってその能力を十分に発揮で
きなかった人たちに頭を悩ませることもあります（それでも、私個人の成績は文献

---

*1　動画リンク（最終閲覧日2023年2月28日）

で報告されているものと比べても良好ですが）。

　最近、私は整形外科専門医更新試験を受けました。これは、すべての整形外科医が専門医の資格を維持するために必要なものです。この試験のプロセスには批判も非常に多く、反対する人々は、1回だけのマルチプルチョイスのテストでは外科医の能力を評価することはできないと主張しています。いくつかの問題を勉強し、マンハッタンにあるコンピュータの試験場に行き、3時間座って問題を読み、それに答えました。試験には無事合格しました。アメリカ整形外科スポーツ医学会から、これから試験を受ける人のために行うレビューコースで講義をするように依頼されたこともあります。勉強して試験を受けはしましたが、整形外科の技術や能力が向上したわけでも、自分自身の能力を評価するのに役立ったわけでもありません（その時間を実際の手術能力の向上のための練習に充てることができたという意味では、時間の無駄といえます）。

　外科医として成長し続けたい、成長曲線の急勾配を維持したいと願い、自己反省、率直なフィードバック、ディーププラクティスといったツールを用いながら、私は頭を使って新しいアプローチを試みてきました。今、私が一番よく学べるのは、ほかの優秀な外科医たち（多くは年長の白髪の外科医）とのちょっとしたディスカッションです。学会などで彼らを探し出し、困難症例を提示して、彼らならどうするかと尋ねます。先日、肘関節手術の指導コースの司会を務め、大勢の聴衆の前で指導医陣に症例を提示し、「皆さんならどうしますか？」と問いかけました。終了後、私は教える立場である講師だったにもかかわらず、大量のメモを取りました。

　技術や才能は、さまざまな場面でプラトーを迎えます。私自身のサッカー経験や、プロ野球のエリート選手をケアしてきた経験から、運動能力は年齢やキャリアの早い段階で頭打ちになる傾向があるように思います。純粋なハードスキルが好きな選手は、ピークが早く訪れることが多いようです。一方、会社経営などソフトスキルに長けた人は、ピークが遅くなります。実際、CEOやノーベル賞受賞者の多くは、数十年前と比較して年齢が上がっていることが調査で明らかになってい

す。私のサッカー人生は大学時代にピークを迎え、今ではプレーよりも観戦することがほとんどですが、チェスのキャリアはまだ始まったばかりです。

　若くて才能のあるチェスプレーヤーにはコーチがいます。ところが、グランドマスターなどの最高位を獲得するエリート・チェスプレーヤーは、コーチを付けていないことがほとんどです。彼らはコーチングから卒業し、自分自身で努力するステージへと移っています。スポーツのコーチングには、選手が自分では見えないところを見て、フィードバックしてくれる人が必要です。また、コーチには、生徒や選手とかかわり、弱点を観察し、改善を促すような能力があります。私は、あるグランドマスターからチェスのレッスンを受けています。このグランドマスターは若いころ、昼夜問わずにオープニング（ゲーム序盤の駒の動き）を研究し、14歳のときには2,400というとてつもなく高いレーティングをもっていたそうです。このような経験豊富なチェスコーチは、プレーヤーが自分では見えないような手を見抜いてそれを指摘したり、相手の狙いを指摘したりすることができるのです。

　外科医がほかの外科医を観察するのは、試合中にピッチャーがほかのピッチャーを観察するようなものです。外科医「コーチ」にもある程度のことはカバーできますが、投手コーチと同じようにはいきません。ヤンキースの投手コーチは、投手の投球メカニックのあらゆる面を忙しく微調整しています。さらに、投球前に筋肉をほぐすマッサージセラピスト、精神的な準備をするメンタルコンディショニングコーチ、肉体的に最適な状態にするストレングス＆コンディショニングコーチもいます。外科医には、これらに相当するコーチはいません。優れたコーチの特徴については、数多くの議論や名著、映画の題材になっています。

　ハーバード大学の一般外科医であるアトゥール・ガワンデ氏は、自身の外科手術の卓越性を追求するなかで、コーチングが不足していることを認識していました。ガワンデ氏は、コーチをつけて手術する実験を開始しました（Personal Best, 2011年10月3日にThe New Yorkerに掲載された記事）*2。彼は、自分が見習い

たいと思うキャリアをもつ、引退した外科医をコーチにつけました。このコーチは、研修医に"外科医的な考え方"をさせようといつも努め、学んだことが彼らのなかにどれだけ残っているかがよくわかるように、頻繁に質問をした指導医であったといいます。このコーチが、彼の手術室にやってきて、彼の手術を観察しました。

　術後、このコーチはガワンデ氏自身はまったく気付いていなかった点をいくつか指摘しました。

　ガワンデ氏のドレーピングが、手術台の向こう側の助手の妨げになっていました。また、ガワンデ氏の右肘が肩の高さまで上がっていて、一貫した正確な動作が妨げられていることも看破しました。ガワンデ氏のコーチは、さらに興味深い指摘をしました。「ほとんどの手術は頭の中で行われるんだ。君のパフォーマンスは、立っている場所や肘がどこかで決まるんじゃない。**君が決めた立ち位置、君が決めた肘の位置**によって決まるんだ」

　医学の世界では、外科医が研修を終えると、ほとんど指導を受けることはありません。上司から年に一度、レビューを受けることができればラッキーなほうです。専門医更新の試験は、マルチプルチョイスで行われます。勉強し、試験を受け、合格しても、患者の医療の質が特に向上するわけではありません。コーチをつける一番の理由は、自分の間違いを指摘してもらうことかもしれません。

　私たちはしばしば、「手術の原則」を教えることに時間を費やしがちです。ディーププラクティスやその後のフィードバック、集中した反復練習といった「学びの原則」を教えることにはあまり時間を割きません。基礎能力評価リストを導入することで、研修医教育がうまくいっていると信じがちですが、それは私たちの怠慢であり、若い外科医の成長の芽を摘み取っている可能性さえあります。また、研修医の長所や短所を指摘することはあっても、将来的に卓越性を追求するための練習方法やセルフコントロールの方法については教えていません。

　今後は、スキル習得とパフォーマンス戦略の実践を伝授することが、外科教育のカギになります。

患者は命と人生を
あなたに委ねている

　達人レベルの技術習得という困難な道を歩むためのモチベーションは、つかみどころがないものです。医学の世界では、患者の存在が大きなモチベーションになります。そのため、研修医が症例に対して十分な準備ができてない場合、私はがっかりしてしまいます。疲れている、興味がないなど、準備不足の理由はさまざまあるでしょう。患者に手術を依頼されるという特権は、人間が仕事としてもちうる最も名誉ある事柄の一つであり、責任が伴います。患者は自分の体をあなたに託しているのです。多くの研修医はこのことに十分な敬意を払っていません。クエン酸回路を暗唱することはできても、MCL再建術の助手をする際に、尺骨神経の解剖学的構造を把握していません。手術の主な合併症が尺骨神経の損傷であり、これは簡単な準備と神経解剖学の復習、神経損傷を避けるための技術で最小限に抑えることができることを知らないのです。私は研修医にいつも説明しています。手術に入ることは彼らの人生の任務を問われた試練であり、もし手術のたびに大学時代のテストよりも勉強しなかったとしたら、自分を信じてくれている患者の信頼を裏切ったことになると。

　どんな分野でも、どんな役職でも、自分の責任の大きさを見失わないでいてください。

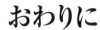

おわりに

　医療という職業が、なぜ医業（メディカル・プラクティス）といわれるのでしょうか？　その答えはわかりませんが、あらゆる分野、学問、職業において、個人には成長の余地があり、科学的に証明された原則を用いれば卓越できることは確かです。卓越したパフォーマーとそれ以外の人の違いは、その領域において、パフォーマンスを向上させるための生涯をかけた情熱と意図的な努力があるかどうかで決まります。その道筋は明確ですが、長く、厳しいものです。そのため、この道を進む人は多くありません。技術を習得した人は皆、その過程で大変な困難を乗り越えてきています。例外はないのです。

SKILL
一流の外科医が実践する修練の法則

2023年3月30日　第1版第1刷発行
2024年3月30日　　　　　第5刷発行

■著　者　クリストファー・S・アーマッド

■訳　者　宮田　真　みやた　しん

■発行者　吉田富生

■発行所　株式会社メジカルビュー社
〒162-0845 東京都新宿区市谷本村町2-30
電話　03(5228)2050(代表)
ホームページ　https://www.medicalview.co.jp/

営業部　FAX　03(5228)2059
E-mail　eigyo@medicalview.co.jp

編集部　FAX　03(5228)2062
E-mail　ed@medicalview.co.jp

■印刷所　日経印刷株式会社

ISBN 978-4-7583-0471-9　C3047

©MEDICAL VIEW, 2023.　Printed in Japan